AF558075

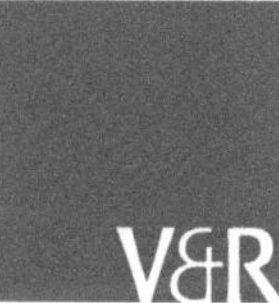
V&R

PSYCHODYNAMIK **Kompakt**

Herausgegeben von
Franz Resch und Inge Seiffge-Krenke

Günter Gödde/Jörg Zirfas

Therapieziel Selbstsorge

Vandenhoeck & Ruprecht

Bibliografische Information der Deutschen Nationalbibliothek:
Die Deutsche Nationalbibliothek verzeichnet diese Publikation in der Deutschen Nationalbibliografie; detaillierte bibliografische Daten sind im Internet über https://dnb.de abrufbar.

Umschlagabbildung: Paul Klee, Choral und Landschaft, 1921/akg-images

Satz: SchwabScantechnik, Göttingen
Druck und Bindung: ⊕ Hubert & Co. BuchPartner, Göttingen
Printed in the EU

Vandenhoeck & Ruprecht Verlage | www.vandenhoeck-ruprecht-verlage.com

ISSN 2566-6401
ISBN 978-3-525-40551-2

Inhalt

Vorwort zur Reihe ... 7
Vorwort zum Band ... 9

Einführung: Selbstsorge zwischen Wissenschaft, Therapie und Alltag ... 12

1 Selbstsorge als Anliegen der antiken Philosophieschulen ... 16
  1.1 Selbstsorge als Sorge um die Seele bei Sokrates und Platon ... 16
  1.2 Die geistigen Übungen der Epikureer ... 18
  1.3 Die Selbstbeherrschung der Stoiker ... 20

2 Wiederaufleben der Selbstsorge im aktuellen Diskurs der Lebenskunst ... 24
  2.1 Michel Foucaults Anknüpfung an die antiken Selbstsorgemodelle ... 25
  2.2 Die Frage nach der existenziellen Wahl bei Wilhelm Schmid ... 28
  2.3 Gesichtspunkte therapeutischer Selbstsorge ... 29

3 Selbstsorge als »Selbstlosigkeit« ... 32
  3.1 Friedrich Nietzsches Kritik an den »asketischen Idealen« 32
  3.2 Kritik am selbstvergessenen Altruismus ... 34

4 Strategien der »Selbstoptimierung« und ihre Kehrseiten ... 37
  4.1 Kreativität als Programm der Selbstoptimierung ... 37
  4.2 Fragwürdigkeit der Enhancement-Techniken ... 39

5 Angst vor der Individuation – Entfremdung vom Selbst ... 41
  5.1 Angst vor dem Selbstsein ... 42
  5.2 Ronald Laings Phänomenologie des »geteilten Selbst« 44
  5.3 Karen Horneys Konzept der »Selbstentfremdung« ... 45

5.4 Der therapeutische Weg vom »entfremdeten« zum »bezogenen« Selbst ... 48

6 Förderung der Selbstsorge in der Psychotherapie ... 50
6.1 Das antike Modell von Mitte und Maß ... 50
6.2 Das moderne Modell von Balance, Rhythmus und Resonanz ... 52
6.3 Behandlungsperspektiven und -ziele ... 54
6.4 Ein Fallbeispiel ... 55

7 Ein Stufenmodell therapeutischer Selbstsorge ... 58
7.1 Erschütterung des Selbst durch eine Krise ... 58
7.2 Exploration und Experiment in der Therapie ... 59
7.3 Erweiterung der Optionen und Vorbereitung einer Wahl 60
7.4 Umsetzung in die Lebenspraxis ... 61
7.5 Integration in eine neue Lebensführung ... 61
7.6 Ein Fallbeispiel ... 62

8 »Implizite Konzepte« der Selbstsorge in der psychodynamischen Psychotherapie ... 65
8.1 Sigmund Freud ... 66
8.2 Sándor Ferenczi ... 66
8.3 Michael Balint ... 67
8.4 Theodor Reik ... 68
8.5 Ralf Zwiebel ... 68
8.6 Stavros Mentzos ... 69
8.7 Irvin Yalom ... 69

9 Ernstnehmen der Selbstsorge beim Psychotherapeuten ... 71
9.1 Selbstsorge in der therapeutischen Praxis ... 72
9.2 Selbstsorge in der alltäglichen und sozialen Lebensgestaltung ... 76

Literatur ... 81

Vorwort zur Reihe

Zielsetzung von PSYCHODYNAMIK KOMPAKT ist es, alle psychotherapeutisch Interessierten, die in verschiedenen Settings mit unterschiedlichen Klientengruppen arbeiten, zu aktuellen und wichtigen Fragestellungen anzusprechen. Die Reihe soll Diskussionsgrundlagen liefern, den Forschungsstand aufarbeiten, Therapieerfahrungen vermitteln und neue Konzepte vorstellen: theoretisch fundiert, kurz, bündig und praxistauglich.

Die Psychoanalyse hat nicht nur historisch beeindruckende Modellvorstellungen für das Verständnis und die psychotherapeutische Behandlung von Patienten und Patientinnen hervorgebracht. In den letzten Jahren sind neue Entwicklungen hinzugekommen, die klassische Konzepte erweitern, ergänzen und für den therapeutischen Alltag fruchtbar machen. Psychodynamisch denken und handeln ist mehr und mehr in verschiedensten Berufsfeldern gefordert, nicht nur in den klassischen psychotherapeutischen Angeboten. Mit einer schlanken Handreichung von 70 bis 80 Seiten je Band kann sich die Leserin, der Leser schnell und kompetent zu den unterschiedlichen Themen auf den Stand bringen.

Themenschwerpunkte sind unter anderem:

- *Kernbegriffe und Konzepte* wie zum Beispiel therapeutische Haltung und therapeutische Beziehung, Widerstand und Abwehr, Interventionsformen, Arbeitsbündnis, Übertragung und Gegenübertragung, Trauma, Mitgefühl und Achtsamkeit, Autonomie und Selbstbestimmung, Bindung.
- *Neuere und integrative Konzepte und Behandlungsansätze* wie zum Beispiel Übertragungsfokussierte Psychotherapie, Schematherapie,

Mentalisierungsbasierte Therapie, Traumatherapie, internetbasierte Therapie, Psychotherapie und Pharmakotherapie, Verhaltenstherapie und psychodynamische Ansätze.
- *Störungsbezogene Behandlungsansätze* wie zum Beispiel Dissoziation und Traumatisierung, Persönlichkeitsstörungen, Essstörungen, Borderline-Störungen bei Männern, autistische Störungen, ADHS bei Frauen.
- *Lösungen für Problemsituationen in Behandlungen* wie zum Beispiel bei Beginn und Ende der Therapie, suizidalen Gefährdungen, Schweigen, Verweigern, Agieren, Therapieabbrüchen; Kunst als therapeutisches Medium, Symbolisierung und Kreativität, Umgang mit Grenzen.
- *Arbeitsfelder jenseits klassischer Settings* wie zum Beispiel Supervision, psychodynamische Beratung, Soziale Arbeit, Arbeit mit Geflüchteten und Migranten, Psychotherapie im Alter, die Arbeit mit Angehörigen, Eltern, Familien, Gruppen, Eltern-Säuglings-Kleinkind-Psychotherapie.
- *Berufsbild, Effektivität, Evaluation* wie zum Beispiel zentrale Wirkprinzipien psychodynamischer Therapie, psychotherapeutische Identität, Psychotherapieforschung.

Alle Themen werden von ausgewiesenen Expertinnen und Experten bearbeitet. Die Bände enthalten Fallbeispiele und konkrete Umsetzungen für psychodynamisches Arbeiten. Ziel ist es, auch jenseits des therapeutischen Schulendenkens psychodynamische Konzepte verstehbar zu machen, deren Wirkprinzipien und Praxisfelder aufzuzeigen und damit für alle Therapeutinnen und Therapeuten eine gemeinsame Verständnisgrundlage zu schaffen, die den Dialog befördern kann.

Franz Resch und Inge Seiffge-Krenke

Vorwort zum Band

Der Begriff der Selbstsorge umfasst ebenso Prozesse der Selbsterkenntnis und Selbstgestaltung, der Selbstfürsorge und Selbstaneignung wie der Selbstkontrolle und Selbstbeherrschung. Die individuellen Praktiken des Umgangs mit sich selbst werden in den Fokus genommen. Selbstsorge ist jedoch nicht eine egozentrische oder solipsistische Praxis der Nabelschau, sondern berücksichtigt auch »die Bedeutung des Anderen und der Welt für das eigene Leben«.

Selbstsorge spannt einen Bogen von der philosophischen Reflexion über Psychologie und Therapie bis zu alltäglichen Formen der Selbsterprobung. Als Anliegen der antiken Philosophieschulen war Selbstsorge ein sokratisch-platonisches Bildungsideal mit dem Ziel der Selbsterkenntnis und Selbstbeherrschung. Die Epikureer suchten darüber hinaus nach einer Haltung zum Leben, die unnötige Sorgen hinter sich lässt und sich dem Lusterleben öffnet, wobei nicht ein seichter Hedonismus gemeint war, sondern die Verfeinerung der Sinne durch Askese und geistige Übungen. Demgegenüber betonten die Stoiker die innere Wachsamkeit und Unabhängigkeit von unkontrollierbaren äußeren Geschehnissen, die die »stoische Ruhe« befördern. Das Glück des Menschen hänge davon ab, ein möglichst affektfreies Leben mit einer Fähigkeit zur Muße zu führen. Damit erscheint das zentrale Ziel der Selbstsorge als eine Praxis der Selbstbeherrschung, die eine Unabhängigkeit von emotionalen Widersprüchen und Leidenschaften erlaubt.

Auch in der Philosophie der Moderne spielt die Selbstsorge eine Rolle. Während Michel Foucault mehr auf die »Technologien des Selbst« verweist, die Richtlinien des Handelns in spielerisch-ethischer

Selbstbeherrschung verwirklichen lassen, rückt Wilhelm Schmid die Frage nach der existenziellen Wahl in den Mittelpunkt. Selbstsorge wird damit als Selbstwirksamkeit zur Lebenskunst, die jeweils richtigen Lebensentscheidungen zu fällen.

Die therapeutische Selbstsorge zielt auf den richtigen Gebrauch von Wahrnehmungen, Vorstellungen und Phantasien, der damit eine aktive Selbstbestimmung ermöglicht. Als therapeutischer Prozess beginnt die Selbstsorge mit der Identifikation von Problemen, diesen wird reflexiv auf den Grund gegangen, um ein Gegen- und Lösungsmodell zu entwickeln, das schließlich in der Lebenspraxis umgesetzt wird.

Die Autoren setzen sich auch mit dem Problem der »Selbstlosigkeit« auseinander, das als christliches Askese-Ideal zu Verzicht, Pflicht und bedingungslosem Altruismus anleitet. Als besondere christliche Tugend wird dieses Ideal aber von modernen Philosophen zu Recht kritisiert. Handelt es sich doch um einen Kanon lebensfeindlicher Werte, der einer Wendung gegen sich selbst gleichkommt und mehr Selbstqual als Selbstertüchtigung bedeutet. Übersozialisiertes Verhalten macht nicht glücklich, sondern abhängig und erzeugt Untertanen, die eine Bereitschaft zur Unterwerfung aufweisen. Die Freiheit der Wahl bringt dann nur noch Angst und Ohnmachtsgefühle hervor und fördert die Bereitschaft, sich autoritären Strukturen und totalitären Bewegungen anzuschließen.

Auch Strategien der Selbstoptimierung führen nicht nur zum Erfolg, sondern können zu Selbstverzerrungen Anlass geben. Der Zwang zur Kreativität um jeden Preis und die modernen Techniken des »Selbst-Enhancements« bergen Gefahren einer Selbstentfremdung und Selbstunterdrückung im Hamsterrad der Erfolgsstrategien. Ein therapeutischer Weg führt zu einer Emanzipation des Selbst und bahnt den Übergang vom entfremdeten zu einem bezogenen Selbst.

Wie kann die Selbstsorge in der Psychotherapie gefördert werden? Darauf geben die Autoren eine schlüssige Antwort und stellen ihr Modell von Balance, Rhythmus und Resonanz vor. Ein klinisches

Fallbeispiel leitet über zu einem Stufenmodell therapeutischer Selbstsorge. Die psychodynamische Psychotherapie kennt implizite Konzepte der Selbstsorge, wie an vielen Beispielen bekannter Autoren von Freud bis Yalom überzeugend dargestellt wird.

Selbstsorge kann auch auf die Therapeutinnen und Therapeuten selbst angewendet werden und setzt voraus, dass in ausreichendem Maße Gegengewichte zum Arbeitsalltag, Ausgleichs- und Resonanzmöglichkeiten geschaffen werden, die es ihnen ermöglichen, »offen und lebendig« zu bleiben. Der Offenheit eines »polyfonen« Denkstils wird leidenschaftlich das Wort geredet.

Ein erfrischendes Buch, das strenge Schulengrenzen sprengt und als Streifzug durch die Ideengeschichte des Abendlandes eine Bereicherung für jeden therapeutisch Tätigen in seinem Menschsein bedeutet. Kurzweilig, fundiert und lesenswert.

Inge Seiffge-Krenke und Franz Resch

Einführung: Selbstsorge zwischen Wissenschaft, Therapie und Alltag

Wir möchten mit diesem Buch auf die Bedeutung der *Selbstsorge* für die Psychotherapie aufmerksam machen. Es geht um die Frage, warum und inwiefern es sinnvoll erscheint, sich im psychotherapeutischen Rahmen mit dieser Thematik auseinanderzusetzen.

Selbstsorge ist einerseits ein *philosophisches* Programm, das seit der Antike – vor allem im Kontext der philosophischen Lebenskunst – bis in die Moderne hinein immer wieder aufgegriffen und diskutiert worden ist. Dieses Programm hält auch für die Psychotherapie einige wichtige theoretische und praktische Einsichten bereit. Selbstsorge ist andererseits ein *alltäglicher* Begriff, denn alle Menschen kümmern sich irgendwie um sich selbst. Und schließlich lässt sich Selbstsorge auch als *therapeutischer* Begriff verstehen. Jede professionelle Therapie ist mit Fragen der Selbstsorge konfrontiert, wenn es etwa darum geht, wie die Patienten und Patientinnen mit sich selbst umgehen oder ob sich der Therapeut zu intensiv oder nicht genug für seine eigene Gesundheit interessiert.

In der Psychotherapie begegnen uns immer wieder Menschen, die sich nicht mehr richtig um sich selbst sorgen können, die unter Depressionen und Ängsten leiden, ihren Zwängen und Süchten ausgeliefert sind, kaum Wahlmöglichkeiten in ihrem Leben sehen, die Orientierung verloren haben oder sich schlicht nicht mehr ausreichend um sich selbst kümmern (können) und zu verwahrlosen drohen. Selbstsorge ist daher bewusst oder unbewusst eine wichtige Thematik in der Therapie. Selbstsorge lässt sich also zunächst als ein Modell verstehen, das zwischen philosophischen, aber auch und gerade psychologischen und therapeutischen Erkenntnissen und alltäglichen Praktiken des Umgangs mit sich angesiedelt ist (vgl. Zirfas, 2020).

Im Rahmen der Selbstsorgekonzeption werden die individuellen Praktiken des Umgangs mit sich selbst in den Mittelpunkt gerückt. Berücksichtigt werden aber auch die übergreifenden »Strukturen«, also die Diskurse und Machtkonstellationen, die den Einzelnen prägen und seine Freiheitsspielräume eröffnen und begrenzen. Dabei geht es um Fragen der Freundschaft, Partnerschaft und Liebe, Wirtschaft, Moral, Kultur, Politik und Religion (vgl. Gödde u. Zirfas, 2018). Selbstsorge muss die Bedeutung des Anderen und der Welt für das eigene Leben berücksichtigen. Sie ist kein solipsistisches, egoistisches oder narzisstisches Unterfangen. Die Beziehungen zu Anderen und zur Welt werden allerdings von einem individuellen Blickwinkel aus thematisiert, ohne sie auf Instrumente der eigenen Bedürfnisbefriedigung zu reduzieren.

Zu unterscheiden ist zwischen einer ängstlichen Form der Selbstsorge, der etwas Unruhiges, Umtriebiges und Unfreies bis hin zu einer depressiven Form der Erlebnisverarbeitung anhaftet, und einer *klugen* Form, die andrängende Lebensprobleme eher aus einem geistigen Abstand betrachtet, mit Affekten besonnen umgeht und zu mutigem Handeln fähig ist.

Wesentlich erscheint, dass es keine allgemeingültige Norm (mehr) für die Selbstsorge gibt. Über lange Zeit in der Ideengeschichte waren allgemeine – das heißt vor allem für Männer gedachte – Prinzipien, Inhalte, Formen und Ziele der Selbstsorge bestimmend. Doch seit der Aufklärung im 18. Jahrhundert haben sich gravierende Veränderungen vollzogen. In der Moderne ist Selbstsorge vor dem Hintergrund eines individuellen Lebens mit seiner spezifischen Geschichte, seinen Brüchen und Erfolgen, seinen Erwartungen und Hoffnungen auszubuchstabieren. Zwar haben wir für dieses Ausbuchstabieren bestimmte theoretische wie praktische Orientierungspunkte, die sich bis in die Gegenwart erhalten haben – wie etwa die Perspektiven der Wahrnehmung und des Verstehens oder der Diätetik und Asketik –, doch ergeben diese kein universelles und allumfassendes Programm einer (therapeutischen) Selbstsorge.

Selbstsorge lässt sich auch und gerade in der Therapie im Sinne des Lateinischen »problema« als etwas »Vor-gelegtes«, Aufgegebenes verstehen, das nicht primär auf schöne und eindeutige Lösungen, sondern auf die Reflexion und die Diskussion von therapeutischen Sachverhalten zielt (vgl. Gödde u. Zirfas, 2014). Die therapeutische Selbstsorge geht von einer negativen Grundannahme aus, nämlich dass Menschen aus vielerlei Gründen mit ihrem Leben nicht »zurechtkommen«. Hierbei wird nicht unterstellt, dass Selbstsorge prinzipiell aus Erfahrungen des Krankseins herrührt oder dass nur (psychisch) Kranke motiviert werden, Überlegungen zur Selbstsorge anzustellen. Wir gehen aber von der Annahme aus, dass jede Form der Selbstsorge (auch) eine psychologische Grundlage hat, die im Gefühl, in der Ahnung, in der Erfahrung oder der Erkenntnis gründet, mit spezifischen Konstellationen des Lebens Schwierigkeiten zu haben und das eigene »Leben« neu austarieren zu müssen. Selbstsorge ist der Versuch, das Leben wieder »stimmig« zu machen (Zimmer, 2016).

Insofern möchten wir eine starke These aufstellen: Die Selbstsorge wird, wenn es um Fragen von existenzieller Bedeutsamkeit geht, zu einer Frage der (Psycho-)Therapie (Buchholz u. Gödde, 2003; Gödde u. Zirfas, 2006). Selbstsorge ist dann auf »Therapie« (in einem weit gefassten Sinne) angewiesen, wenn die psychischen Probleme so schwerwiegend, intensiv, umfänglich und folgenreich sind, dass man sie allein mit Selbstreflexion und Selbstbildung oder auch mit Gespräch und Beratung nicht bewältigen kann.

Zum Gedankengang unseres Buches: In der Antike haben drei Konzepte der Selbstsorge herausragende Bedeutung erlangt: das sokratisch-platonische, das epikureische und das stoizistische (Kapitel 1); sie leben in den aktuellen Diskursen, insbesondere in Michel Foucaults »Ästhetik der Existenz« und in Wilhelm Schmids »Philosophie der Lebenskunst« wieder auf (Kapitel 2). Die Tugend der »Selbstlosigkeit«, die in der christlichen Tradition der Selbstsorge steht, hat Friedrich Nietzsche mit guten Gründen im Kontext einer lebensfeindlichen Moral und krank machender »asketischer Ideale« kritisiert (Kapitel 3). In den heutigen Auseinandersetzungen wächst die Kritik an gesellschaftlichen Tendenzen zur »Selbstoptimierung«, sei es als ständige Forderung, kreativ zu sein, sei es in diversen Enhancement-Techniken (Kapitel 4). Störungen des Selbst, die in mannigfachen Erscheinungsformen zutage treten, lassen sich auf Ängste vor dem Selbstsein und Prozesse von »Selbstentfremdung« zurückführen (Kapitel 5). In der therapeutischen Selbstsorge geht es um das In-Berührung-Kommen mit dem eigenen Selbst, um im »Resonanzraum« einer therapeutischen Beziehung wieder die eigene »Mitte«, eine neue heilsame »Balance« und den eigenen »Rhythmus« zu finden (Kapitel 6).

Idealtypisch lassen sich fünf Stufen gelingender Selbstsorge in der Psychotherapie unterscheiden: die Erschütterung, die spielerische Exploration, die Erweiterung von Optionen, die Umsetzung in die Lebenspraxis und die Integration in einen neuen Lebensentwurf (Kapitel 7). Den verschiedenen Richtungen der psychodynamischen Psychotherapie (oder anderer Therapieverfahren) liegen jeweils spezifische »implizite Konzepte« der Selbstsorge zugrunde, die zur Transparenz des Therapiegeschehens explizit gemacht werden sollten (Kapitel 8). Richtet sich die therapeutische Selbstsorge in erster Linie auf die Patienten, so kommen am Ende auch die Therapeutinnen und Therapeuten ins Spiel, denn auch sie haben die eigene Selbstsorge ernst zu nehmen – im wohlverstandenen Eigeninteresse, aber auch im Interesse der Patienten (Kapitel 9).

Unser herzlicher Dank gilt Inge Seiffge-Krenke, die den Anstoß zu diesem Buchprojekt gegeben und den Entstehungsprozess mit wertvollen Hinweisen unterstützt hat, und Ulrike Rastin, die das Lektorat mit sehr großer Umsicht und Sorgfalt geführt hat.

1 Selbstsorge als Anliegen der antiken Philosophieschulen

Der Ursprung der antiken Konzeptionen der Selbstsorge wird im 5. Jahrhundert v. Chr. gesehen. Beginnend bei Sokrates und Platon und fortgesetzt von den Stoikern und Epikureern sollte die kluge Selbstsorge Zugänge zum »Wesentlichen« des Lebens, zur Orientierung, planenden Vorausschau und Lebensgestaltung in allen Lebensbereichen ermöglichen. Dazu werden Philosophie und Medizin in einen engen Zusammenhang gebracht, vor allem dann, wenn es um Themen wie Trauer und Tod, Unglück und Angst, Vertreibung und Exil, Sexualität und Liebe(swahn) sowie um Wut und Zorn geht. Es sind die Leidenschaften (pathos), die im Zentrum einer therapeutischen Selbstsorge stehen, weil sie als psychische wie physische Störungen die Seele aus dem Gleichgewicht und den Menschen in den Zustand der Passivität bringen.

1.1 Selbstsorge als Sorge um die Seele bei Sokrates und Platon

Sokrates hat seine Mitbürger in einer Reihe von Dialogen dazu aufgefordert, sich um sich selbst zu sorgen. In der »Apologie« verteidigt er seine Motive, sich um Leben und Tugend Anderer zu kümmern, gegen Angriffe von außen. Es sei ihm immer nur darum gegangen, »jeden von euch zu bewegen, daß er weder für irgend etwas von dem Seinigen eher sorge, bis er für sich selbst gesorgt habe, wie er immer besser und vernünftiger, wo möglich, werden könne, noch auch für die Angelegenheiten des Staates eher als für den Staat selbst und nach derselben Weise auch nur für andere sorgen möchte« (Platon, 2004, Apologie, 36b–d).

Diese Worte enthalten einerseits den Appell, sich nicht auf die Erlangung von Geld und Reichtum oder Ruhm und Ehre zu fixieren, sondern sich in erster Linie an den Werten von Wahrheit und Selbsterkenntnis zu orientieren: Sorge um das Selbst bedeutet bei Sokrates und Platon in erster Linie Sorge um die eigene Seele. Andererseits würden sich Sorge um sich selbst und Sorge um Andere keineswegs ausschließen. Wer sich ernsthaft um sich selbst kümmert, so die implizite Annahme, wird sich auch Anderen gegenüber verantwortlich fühlen und verhalten. Selbstsorge impliziert bei Sokrates »die Sorge um den Bestand der Polis« (Schmid, 1995, Sp. 528). Eine politische Gemeinschaft, in der sich jeder in der rechten Weise um sich selbst kümmert, würde aller Wahrscheinlichkeit nach gut funktionieren.

Beide Aspekte kommen auch und gerade in dem von Platon aufgezeichneten Dialog »Alkibiades I« zum Tragen, in dem Sokrates den brennenden politischen Ehrgeiz seines zwanzigjährigen Gesprächspartners in mehreren Schritten kritisch hinterfragt (Platon, 2004, Alkibiades, 116e–118b). Alkibiades will in naher Zukunft an wichtigen politischen Entscheidungen beteiligt sein, ja die Geschicke der Athener Polis lenken und damit über viele Andere herrschen. Sokrates stellt als erstes infrage ob Alkibiades durch seine Erziehung und Bildung auf eine so verantwortungsvolle Aufgabe überhaupt vorbereitet sei. Und im Weiteren hält er ihm entgegen, in einem Irrtum befangen zu sein, wenn er davon ausgehe, bereits über das zum politischen Handeln und Regieren nötige Wissen und Können zu verfügen. In Wirklichkeit sei es doch so, dass er sich noch gar keine Maßstäbe für »Gerechtigkeit« erarbeitet habe. Das doppelte Nichtwissen – etwas nicht zu wissen und gleichzeitig nicht zu wissen, dass man es nicht weiß – führe aber dazu, dass man sich selbst überschätzt, Fehler schwer zugeben kann und nicht daraus zu lernen vermag.

Sokrates hat Alkibiades an den Punkt eines *wissenden Nichtwissens* gebracht, kann sich aber mit dieser emotionalen Erschütterung seines Dialogpartners noch nicht zufriedengeben: »Was gedenkst du nun aber mit dir selbst zu tun? Es so zu lassen, wie du jetzt bist, oder irgendeine Fürsorge zu treffen?« (119a). Konsequent wäre es, von der offenen Selbstkonfrontation aus sich für eine Umorientierung zu entscheiden und damit die Weichen für eine neue Art der Lebensgestaltung zu stellen. Wie die Platonischen Dialoge zeigen, ist der Suchende dabei auf einen kritischen Gesprächspartner angewiesen, der die Einsicht in das eigene Nichtwissen provoziert und dadurch eine nachhaltige Irritation hervorruft.

Eine maßgebliche Form der sokratischen Selbstsorge besteht in einer Dialogik und Mäeutik (Hebammenkunst), die es dem Einzelnen ermöglicht, Abstand zu sich zu gewinnen und sein Selbst gleichsam von außen zu betrachten. Man kann von einer *sokratisch-platonischen Phase* der Selbstsorge sprechen, die sich durch drei Momente charakterisieren lässt: Im Verhältnis zu Alkibiades hat Sokrates' Appell an die Selbstsorge zunächst eine politische Funktion: Wer Andere politisch lenken und regieren wolle, müsse erst einmal lernen, sich selbst zu steuern. Damit ist eine *pädagogische* Botschaft an den Zwanzigjährigen verbunden: Für die verantwortliche Sorge um Andere bedürfe es in der Jugend einer Vorbereitung durch Erziehung und Bildung. In diesem Entwicklungsprozess wird der *Selbsterkenntnis* grundlegende Bedeutung beigemessen (vgl. Foucault, 2009/2012, S. 599 ff.).

1.2 Die geistigen Übungen der Epikureer

Im 4. Jahrhundert v. Chr. liegt der Ursprung zweier bedeutender Philosophenschulen, die für die philosophische Lebenskunst und Selbstsorge bis zur Spätantike bestimmend wurden: der Epikureismus und die Stoa. Mit ihren Lehren und Praktiken waren sie mehr als fünf Jahrhunderte lang wirksam und viel beachtet, bis sie im 3. Jahrhundert n. Chr. – wiederum etwa zeitgleich – ihren Niedergang fanden. Beide Selbstsorgemodelle postulierten von Anfang an und durchgehend einen Primat der Ethik und Selbstsorge und stimmten in dem Anliegen überein, den Menschen in einer Zeit gesellschaftlicher Verunsicherung Halt und Orientierung durch pragmatische Lebensregeln zu geben. Beiden ging es um eine Haltung zum Leben, ja um eine bestimmte »Lebensform«, die ein »gutes Leben« garantiert. Da sie im 1. und 2. Jahrhundert n. Chr. eine besondere Ausprägung erfahren haben, sprach Foucault vom »goldenen Zeitalter der Selbstkultur« (Foucault, 1984/1989, S. 62).

Bei den Epikureern war die Selbstsorge in erster Linie pragmatisch ausgerichtet. Ihr Denken kreiste um die Frage, wie man die Menschen unterstützen könne, die »Gesundheit ihrer Seele« zu bewahren und ein glückliches Leben – frei von körperlichen Schmerzen und seelischen Ängsten – zu führen. Dabei schwebte ihnen ein Modell der Lebensführung vor, in dem sich die Menschen nicht unnötige Sorgen über Dinge machen, die sie sowieso nicht beeinflussen können oder über die sie falsche Vorstellungen haben. Das Ziel war eine Befreiung von allem, was die Seele ängstigen und in Unruhe versetzen kann:

- von der (damals noch weit verbreiteten) Vorstellung, dass die Götter auf vielfältige Weise in das Leben der Menschen eingreifen und darauf einen ungünstigen Einfluss nehmen;
- von der Angst vor dem Sterben und dem, was nach dem Tode kommt;
- von Sorgen, die durch unbefriedigte Begierden, Affekte, Leidenschaften und Süchte ausgelöst werden, und
- von moralischen Befürchtungen, die durch das skrupulöse Bemühen erzeugt werden, stets mit reiner Absicht zu handeln (vgl. Hadot, 1981/1991, S. 106).

Als höchster Wert und ethischer Maßstab wird die *Lust* betrachtet: negativ als Abwesenheit von Unlustempfindungen wie Unruhe, Angst und Schmerz, positiv als Erleben von Freude im Sinne von Entspannung, Heiterkeit und innerer Ruhe. Der damit verbundene Hedonismus wurde oft missverstanden und von seinen Gegnern – Stoikern, Neuplatonikern und christlichen Kirchenvätern – vergröbert wiedergegeben. Auch wenn Epikur das menschliche Streben nach Lust für ein Naturphänomen hielt, trat er nicht für ein zügelloses

Ausleben von Triebbedürfnissen ein, sondern für eine mäßige Lust, die sich nicht von ihren Genüssen abhängig macht, sondern sie in vernünftige Bahnen lenkt. Stets sei »eine Auswahl zur Lustmaximierung notwendig, die wiederum ein Abwägen und somit Vernunft voraussetzt« (Erler, 2016, S. 72).

In ihrer philosophischen Selbstpraxis sahen sich die Epikureer mit dem Problem konfrontiert, wie sie Erkenntnis und Wissen in wirksame Handlungen umsetzen könnten. Über das sokratisch-platonische Selbstsorgemodell hinausgehend betonten sie die Notwendigkeit einer *Askese* im Sinne einer intensiven Arbeit an sich selbst (vgl. Hadot, 1981/1991, S. 20 ff.). Damit lenkten sie den Blick auf den Bereich *geistiger Übungen* wie etwa die Abwendung von schmerzhaften Erfahrungen und die Hinwendung zu den leichten und heiteren Seiten des Lebens sowie das Genießen im Augenblick statt der Antizipation möglicher zukünftiger Gefahren. Geistige Übungen hatten zudem eine therapeutische Funktion. Epikur wollte nicht nur ein theoretisierender Philosoph, sondern auch ein Seelenarzt sein. In einem Fragment heißt es: »Wie wir einer Heilkunst nicht bedürfen, die nicht imstande ist, Krankheiten aus dem Körper zu vertreiben, so bedürfen wir auch einer Philosophie nicht, die nicht das Leiden der Seele vertreibt« (Epikur, 1988).

1.3 Die Selbstbeherrschung der Stoiker

Während die Epikureer Glück und Heilung mehr in Entspannung, Freude und Heiterkeit suchten, tendierten die Stoiker mehr zum anderen Pol: zur Absicherung, Wachsamkeit, Anspannung und Selbstprüfung. Ihr vorrangiges Ziel sahen sie darin, sich von unkontrollierbaren äußeren Geschehnissen so unabhängig wie möglich zu machen und sich auf das eigene Innenleben zu konzentrieren. Selbst Unglücksfällen und schweren Krankheiten gegenüber sollte »stoische Ruhe« bewahrt werden. Viele Menschen seien deshalb so unglücklich, weil sie begierig nach Gelderwerb, Besitztümern, Statusvorteilen oder Macht seien, die sie oft nicht erhalten oder wieder verlieren, oder weil sie Übel zu vermeiden suchen, die sich aber nicht vermeiden lassen. Daher sollten die Menschen nur das anstreben, was für sie erreichbar ist, und das zu vermeiden suchen, was für sie vermeidbar ist (vgl. Hadot, 1981/1991, S. 15).

Das zentrale Problem der Selbstsorge sahen die Stoiker in der *inneren* Einstellung, insbesondere zu den eigenen *Affekten,* die sie in vier Hauptgattungen aufteilten: in Begierde und Lust (aktiv, triebhaft) sowie in Angst und Trauer (passiv, abwehrbedingt). Affekte würden zu Störungen des inneren Gleichgewichts führen, die rationale Selbstverfügung des Menschen beeinträchtigen und seelische Krankheiten hervorrufen, wenn sie sich nicht mithilfe der Vernunft beherrschen ließen.

Im Unterschied zu den Epikureern nahmen die Stoiker an, die Lust stehe der Vernunft feindlich gegenüber, sodass im menschlichen Leben ein Grundwiderspruch zwischen Wollen und Sollen existiere. Das Glück eines Menschen hänge davon ab, ob es ihm gelingt, ein selbstbeherrschtes und möglichst affektfreies Leben zu führen. Wer lerne, in Übereinstimmung mit der Vernunft zu leben, könne eine innere Festigkeit bis hin zu einer Haltung der »Unerschütterlichkeit« entwickeln, wie sie im Ideal des stoischen Weisen verkörpert ist.

Sieht man sich die Glückslehren beider Philosophieschulen genauer an, dann ergibt sich eine wesentliche Differenz dadurch, dass die Stoa Zufriedenheit, Epikur aber Lust als Glück des Lebens propagiert. Bei den Stoikern hing das Glück mehr von den Möglichkeiten der Selbstaneignung ab. Deshalb war ihr Interesse an konkreten Lebensregeln besonders groß, sodass alle anderen Bereiche der Philosophie auf die Bedürfnisse der Lebensgestaltung zugeschnitten waren.

In einem Brief an Paullinus unter dem Titel »Von der Kürze des Lebens« betont Seneca (1978) viele Aspekte der stoischen Selbstsorge: »Eigne dich dir an« war sein Leitmotiv. Die Selbstaneignung war mit einer Selbstpraxis verbunden, die folgende Züge aufwies:

- eine strikte Zeitdisposition für den Tag;
- eine sorgfältige Kontrolle der eigenen Gedanken;

- morgendliche Vorsätze, die einer abendlichen Prüfung unterzogen werden;
- Meditation, Lektüre, Memorieren von Sentenzen, Gespräche, Briefeschreiben;
- die Befolgung von Maximen;
- die gedankliche Vorbereitung auf Schicksalsschläge bis hin zum Tod (vgl. Schmid, 1995, S. 530).

Solche »geistigen Übungen« wurden in der Stoa wesentlich differenzierter ausgearbeitet und intensiver praktiziert als im Epikureismus. Die stoische Selbstsorge zielte letztlich auf eine *Bekehrung* (Konversion) ab, die das Leben herausführen soll »aus dem Zustand eines unechten, von Unbewusstheit verdunkelten und von Sorgen aufgezehrten Lebens zum Zustand eines echten Lebens, in dem der Mensch das Bewusstsein seiner selbst, die wahre Sicht der Welt, den Frieden und die innere Freiheit erlangt« (Hadot, 1981/1991, S. 15). Auf dem Weg zur Bekehrung erschien es den Stoikern unumgänglich, die Fähigkeit zur *Muße* zu entwickeln und sich in ihrer Lebenspraxis darin regelmäßig und intensiv zu üben. Erst in der Muße könne der Mensch eine »ästhetische Erfahrung« machen, das heißt, sich auf die Gegenwart konzentrieren, Vergangenes vergegenwärtigen und die Zukunft antizipieren, und somit Zeit gestalten, anstatt von ihr gelebt zu werden (vgl. Gödde u. Zirfas, 2007; Gödde, 2016).

Das zentrale Ziel der Selbstsorge – von der Antike bis in die Neuzeit hinein – besteht darin, über diätetische, medizinische, psychologische, religiöse und nicht zuletzt therapeutische Empfehlungen auf Selbstbeherrschung zielende Verhaltensmaßnahmen zu vermitteln und dadurch eine Umformung pathogener Emotionen, Affekte und Leidenschaften zu erreichen. Zu diesen Umformungspraktiken gehören:

- literarische Übungen, die die Aufmerksamkeit auf bestimmte Lehrinhalte konzentrieren sollen;
- dialogische Übungen, in denen man sich wechselseitig über Ziele, Inhalte und Umsetzungen eines gelungenen Lebens verständigt;

- monologische Übungen, in denen Selbstprüfungen und selbstkritische Stellungnahmen vorgenommen werden können;
- imaginative Übungen mit gezielt hervorgerufenen Vorstellungen, um Einstellungen, Emotionen und Träume zu beeinflussen und Schicksalsschläge wie Krankheiten und Tod zu antizipieren; sowie
- körperliche Übungen, die sich auf die Abhärtung gegenüber Kälte und Hitze, das Ertragen von Hunger und Durst, die Vereinfachung von Ernährungsgewohnheiten, die Reduktion von Schlaf, den Verzicht auf Vergnügungen und das Ertragen von Schmerzen beziehen.

2 Wiederaufleben der Selbstsorge im aktuellen Diskurs der Lebenskunst

Dass Selbstsorge gerade in der aktuellen Situation ein bedeutsames Thema ist, ist kein Zufall. Denn die Moderne kann in vielerlei Hinsicht als Zeitalter des Risikos, der Unsicherheit und des Nichtwissens gelten. Auch wenn sich die Problematiken von subjektiven Entscheidungskonsequenzen, politischen Instabilitäten oder belastbaren, objektiven Wissensbeständen schon seit der Antike rekonstruieren lassen, haben sich diese Problematiken seit der Aufklärung verschärft. Denn während in der Antike und im Mittelalter noch mit kosmologischen oder heilsgeschichtlichen Gewissheiten operiert werden konnte, orientiert sich die Neuzeit als nachmetaphysisches Zeitalter zunehmend am Modus des Tatsächlichen, das einerseits mit wissenschaftlich-technischen Mitteln erschlossen werden soll, andererseits aber auch immer wieder seine Unverfügbarkeit demonstriert: »In vielerlei Hinsicht wird die spätmoderne Lebenswelt immer unverfügbarer, undurchschaubarer und unsicherer« (Rosa, 2018, S. 124).

Insofern gibt es keinen Lebensbereich, in dem Unsicherheit, Risiko und Nichtwissen keine Rolle spielen würden: Terroristen verunsichern ebenso wie Mittelstreckenraketen und Finanzmärkte, Flüchtlinge ebenso wie Arbeits- und Partnerschaftsmärkte, Viren ebenso wie Gesundheitssysteme – und nicht zuletzt haben wir es auch mit unsicheren Identitäten zu tun. Die Selbstsorge ist konfrontiert mit Unübersichtlichkeiten, Bindungsverlusten, Orientierungsdefiziten, Kontingenzen und Standorterosionen. »So viel Wissen über unser Nichtwissen und über den Zwang, unter Unsicherheit handeln und leben zu müssen, gab es noch nie« (Habermas, 2020, S. 17). Und die Selbstsorge ist damit konfrontiert, dass sie das Vertrauen in die

Institutionen und auch in sich selbst eingebüßt hat; dass sie sich mit immer schneller werdenden (technischen, politischen, sozialen, ökonomischen etc.) Entwicklungen auseinandersetzen muss und dass sie in zunehmendem Maße mit dem Widerspruch lebt, dass Menschen einerseits die Möglichkeit bzw. sogar eine Pflicht zur Selbstbestimmung zuerkannt wird und dass sie andererseits die Unmöglichkeit erfahren, die Bedingungen dieser Selbstbestimmung auch gestalten zu können.

Eine moderne Selbstsorge muss daher Strategien entwickeln, wie wir mit den Entwicklungen und den Widersprüchen von Risiken und Unsicherheiten umgehen können. Lassen sich durch die Anpassung an Risiko, Unsicherheit und Nichtwissen wiederum Vorhersehbarkeit, Sicherheit und Gewissheit generieren? Führt Entschleunigung zur Ruhe und Gelassenheit oder zu einer Steigerung der Beschleunigung? Welche Selbstbestimmungsmöglichkeiten gibt es tatsächlich und wann erscheint es sinnvoll, sich bestimmen zu lassen? Steckt wirklich in allem Scheitern ein Gelingen? Es gilt wohl vor allem, die Möglichkeiten der Selbstbestimmung zu stärken.

In den letzten Jahrzehnten haben Michel Foucault und Wilhelm Schmid neue Akzente in der Selbstsorge gesetzt. Sowohl bei der »Ästhetik der Existenz« (Foucault, 2007) als auch bei der Phänomenologie der »Wahl« (Schmid, 1998) geht es um *Optionen,* also um Möglichkeitsspielräume des Verstehens, des Handelns und der Sinnstiftung (vgl. Zirfas, 2016).

2.1 Michel Foucaults Anknüpfung an die antiken Selbstsorgemodelle

Die aktuelle Debatte um den Begriff der Selbstsorge verdankt sich vor allem dem Philosophen und Historiker Michel Foucault (1926–1984). In seiner frühen und mittleren Schaffensperiode widmete sich Foucault der Analytik moderner Diskurs- und Machtverhältnisse und gelangte dadurch zu einer kritischen Einschätzung der Möglichkeiten, die den

Menschen zur Selbstentfaltung unter modernen Bedingungen bleiben. Dabei wurde deutlich, dass das sogenannte autonome Subjekt, das sein Leben frei und selbstbestimmt, vernünftig und klug bestimmen kann, eine Kehrseite hat, nämlich dass es auch ein unterworfenes Individuum ist: Foucaults Rückblick in die Antike sollte zeigen, dass es Spielräume des Denkens und Verhaltens gebe, die einen Kontrast zu den aktuellen Disziplinierungs- und Normierungstendenzen bilden und Freiheitsspielräume der Lebenskunst eröffnen. Philosophie als Sorge um sich bedeutet dann, sich von Vorstellungen und Diskursen zu befreien, die Lebensmöglichkeiten begrenzen, und sich von Regierungstechniken abzuwenden, die Menschen disziplinieren, um – so weit wie möglich – eine selbst gewählte »Ästhetik der Existenz« zu leben. Foucault hat daher den Schwerpunkt auf die Erarbeitung neuer Formen des Lebens, auf die Formung seiner selbst, auf eine Praxis der Freiheit und auf eine Intensivierung des Lebens gelegt. In den Mittelpunkt einer Theorie und Praxis der Selbstsorge rückt er den Zusammenhang von Selbsterkenntnis, Selbsttransformation und Selbsterfindung (Foucault, 1984/1986, 1985/1993, 2007).

Im Rahmen der antiken Positionen zur Selbstsorge wies Foucault den »Technologien des Selbst« besondere Bedeutung zu, da sie dem Einzelnen dazu verhelfen können, mit existenziellen Problemen auf selbstbestimmte Art umzugehen. Während in früheren Jahrhunderten der Sinn der Lebenskunst in einem allgemeingültigen, religiösen, gesellschaftlichen oder philosophischen Ideal bestanden habe, stehe in der Moderne der einzelne Mensch mit seinen individuellen Vorstellungen und seinen individuellen selbstsorgerischen Praktiken im Mittelpunkt.

Foucault hat die antike Selbstsorge in sieben Momenten ausformuliert (1984/1989, S. 62–88), die sich auch für therapeutische Belange fruchtbar machen lassen, nämlich als:

- Thema einer philosophischen Reflexion, die sich vor allem an Erwachsene richtet;
- Zusammenstellung von bestimmten alltäglichen und artistischen Übungen, die nicht nur allein, sondern auch gemeinsam praktiziert werden;

- therapeutisches oder medizinisches Denken, das diätetische Heilmittel der »Seele« für kranke, unwissende oder bildungsbedürftige Menschen bereithält;
- Form der Selbsterkenntnis, mit »genauen Vorschriften, mit ausgeprägten Prüfungsformen und festgelegten Übungen« (S. 81);
- Erprobungsverfahren, das darauf abzielt, die Tugenden zu entwickeln und auf das Überflüssige zu verzichten, um eine »Souveränität über sich« (S. 81) zu gewinnen;
- Gewissensprüfung, die nicht auf Verfehlung und Schuld, sondern auf die Verstärkung einer besonnenen Vernunft angesichts von Situationen des Scheiterns zielt;
- Denkprüfung, die eine Filterung, Kontrolle und Sortierung der Vorstellungen vornimmt.

Ziel dieser Maßnahmen insgesamt ist eine Veränderung des Selbstverhältnisses, die auf Autonomie, Genuss und Freude ausgerichtet ist (S. 89 ff.). Dabei erscheinen die drei antiken Praktiken, die hier angewandt und eingeübt werden müssen – die Parrhesia, die Askese und die Stilisierung – auch heute noch aktuell. Unter *Parrhesia* (gr. παρρησία) wird die Aufgabe verstanden, immer die Wahrheit zu sagen, auch wenn diese für den Sprechenden wie den Hörenden unangenehm ist. Wer sein Leben verändern möchte, muss sich auch mit schwierigen Wahrheiten auseinandersetzen. Wer sie ausüben möchte, braucht Mut zur Wahrheit. *Askese* lässt sich als Durchführung einer bestimmten methodischen Lebenshaltung verstehen, wobei die Methode, auf die Foucault abhebt, darin besteht, neue Formen des Lebens oder des Stils zu entwickeln. Mit *Stilisierung* wird hier auf die ästhetische Seite der Selbstsorge abgehoben. Im individuellen Stil soll eine besondere Lebensform oder ein autonomer Habitus zum Ausdruck kommen (vgl. Dietschi u. Reichenbach, 2014).

Unter Selbstsorge versteht Foucault konkret, eigene normative und ästhetische Gesetzmäßigkeiten auszubilden, die Richtlinien seines Handelns selbst zu erfinden und ästhetische Selbsterfindung mit spielerisch-ethischer Selbstbeherrschung konvergieren zu lassen. Es geht hier nicht um ein »Selbstbemeisterungsselbst« (Reichenbach, 2004, S. 197), sondern darum, sich zu vergegenwärtigen, dass Selbstsorge durch spezifische Lebenslagen immer auch konterkariert wird. Foucaults Rückgriff auf die antiken Selbstsorgekonzepte schloss an Nietzsches genealogische Kritik an, die dem Einzelnen vor Augen geführt hat, in welcher Geschichte, in welchen Machtbeziehungen und in welchen Selbstverhältnissen er vor allem körperlich »steckt«. Insofern blieb Foucault durchaus skeptisch gegenüber den Möglichkeiten, die die autonome Perspektive der antiken Lebenskunst für die Moderne bot.

2.2 Die Frage nach der existenziellen Wahl bei Wilhelm Schmid

Vor diesem Hintergrund rückt die Frage nach der Wahl, die der Mensch hat, um sich ein solches Leben zu ermöglichen, in den Mittelpunkt der Selbstsorge (Schmid, 1998, S. 188 ff.). Wichtig erscheint, dass die selbstbestimmte Wahl des Glücks und des Schönen zentral die Lebens- und Entwicklungsmöglichkeiten bedingt (vgl. Zirfas, 2007). Zudem hängt die Frage, welches Leben man leben will, mit der Frage zusammen, welche Person man sein möchte. Hiermit verwoben sind die Fragen nach der Freiheit und Wahl der Kriterien, Ziele, Wertungen und Haltungen: Wie kann ich mein Leben führen? Wie lassen sich Zusammenhänge herstellen, in denen es sich zu leben lohnt? Welche Wahl habe ich? Wer bin ich? Welches Verständnis vom Leben habe ich? Was kann ich konkret tun?

Schmid (1995, Sp. 529 f.; 1998, S. 246 ff.) listet – nicht immer trennscharf und systematisch, dafür aber höchst instruktiv – eine Fülle von Aspekten der Selbstsorge auf:

- die *Selbstrezeptivität* als Form der Selbstwahrnehmung und Selbsterkenntnis,
- die *Selbstreflexivität* als Rechenschaftsbericht und Prüfung,
- die *Selbstproduktivität* als Herstellung seiner selbst,

- die *Hermeneutik* als Verstehen seiner selbst und seiner Umwelt,
- die *Askese* als praktische Ein- und Ausübung,
- die *Parrhesia* als Freimütigkeit der Auskunft über sich selbst,
- die *Mutation* als Selbstveränderung und -verwandlung,
- die *Prospektion* und *Prävention* als Vorsorge für die Zukunft,
- die *Pädagogik* als Anleitung der Selbstsorge von Anderen
- den *Altruismus* als Sorge um den Anderen,
- die *Politik* als Vorbereitung und Voraussetzung der eigenen Selbstsorge und schließlich auch
- die *Therapeutik* als Pflege und Heilung seiner selbst.

Das Glück der Selbstsorge als Wohlbefinden wie als Zufriedenheit hängt von der (mehr oder weniger) kontinuierlichen Erfüllung des eigenen Lebensplans, individueller Ziele, von Wünschen und Erwartungen ab. Als das zentrale Lernziel der Selbstsorge erscheint die Erfahrung der »Selbstwirksamkeit« in der Beschäftigung mit wichtigen Aufgaben und Vorhaben. Ein schönes und glückliches Leben führt mithin derjenige, dessen selbstbestimmte Wünsche sich weitgehend (quantitativ) und ungezwungen (qualitativ) erfüllt haben, der in seinem Leben häufig die richtigen Entscheidungen getroffen hat.

2.3 Gesichtspunkte therapeutischer Selbstsorge

Aus therapeutischer Sicht erscheinen drei Gesichtspunkte zur Selbstsorge von übergreifendem Interesse:

1. Da ist zunächst der historisch fast durchgängige systematische Zusammenhang von Selbstsorge und Therapeutik. Selbstsorge ist strukturell mit therapeutischen Perspektiven in Theorie und Praxis verschränkt. Dabei finden wir einerseits psychodynamische und andererseits verhaltenstherapeutische Maßnahmen, das heißt, Menschen müssen von ihren Wahrnehmungen, Vorstellungen und Phantasien einen richtigen Gebrauch machen, und sie müssen sich ein bestimmtes Verhalten angewöhnen – um sich

nicht von ihren Vorstellungen und Gewohnheiten beherrschen zu lassen: Ziel ist die Einübung einer Haltung, die eine aktive Selbstbestimmung ermöglicht. Die Therapie hat dementsprechend nicht nur die Aufgabe, für die praktische Umsetzung (Askese, Bewältigung, Gestaltung) der philosophischen oder theologischen Konzepte zu sorgen, sondern sie geht schon in die theoretischen und praktischen Überlegungen der Selbstsorge mit ein – wenn etwa folgende praktische Fragen gestellt werden: Wie gehe ich mit meinen Phantasien, mit meinen Emotionen, mit den Wechselfällen des Lebens, mit dem Tod oder meinen Wahlmöglichkeiten um?

2. Der therapeutische Prozess der Selbstsorge hat eine gleichbleibende Struktur: Diese beginnt zunächst mit der Identifikation des Problems (etwa: falsche Vorstellung, Übermaß an Emotionen, Todesangst, Verringerung an Lebensmöglichkeiten, Normalisierung etc.); sie geht dann in einem nächsten Schritt diesen Problematiken auf den Grund (fehlende Erinnerung, mangelnde Reflexivität, falsche Bewertung, christlicher Revanchismus, Disziplinargesellschaft) und versucht dann ein theoretisches wie praktisches Gegenmodell zu entwickeln (sokratisches Gespräch, quantitative und qualitative Differenzierungen, Vergegenwärtigung, lebensbejahende Stilisierungen, Genealogie der Machtpraktiken und Archäologie der Wissensformationen), um schließlich ihre Form des gelungenen Lebens (ein reflexives, gelassenes, autonomes, bejahendes, ästhetisches Leben) in die Lebenspraxis umzusetzen.
3. Die psychotherapeutischen Überlegungen der Selbstsorge setzen dabei immer vier Sachverhalte voraus, sie unterstellen: dass Menschen bewusst oder unbewusst ein schönes und glückliches Leben wollen; dass es in diesem Leben nicht primär um eine Anzahl angenehmer Augenblicke, sondern um eine Grundstruktur oder eine Grundbefindlichkeit des Lebens gehen soll; dass es möglich ist, auch mithilfe therapeutischer Maßnahmen ein solches Leben zu ermöglichen; dass diese Ermöglichung als lebenslanger

Prozess gedacht werden muss, bei der es gegebenenfalls wichtig werden kann, auf professionelle therapeutische Unterstützung zurückzugreifen.

Im rekonstruktiven Rückblick zeigt sich mithin die hohe Bedeutung von Fragen der Selbstsorge für die Therapeutik. Versteht man Therapie in einem sehr weiten Sinn, so werden schon in der therapeutischen Anamnese, der Diagnose und auch der Prognose Selbstsorgeaspekte relevant, da sie Fragen nach den Lebensumständen, den Lebenszielen, der Lebensführung oder auch konkreten Lebenspraktiken umfassen. Im engeren Sinn lässt sich die Therapie der Selbstsorge als Maßnahmenkatalog verstehen, der sowohl auf eine psychisch-geistige als auch auf eine verhaltensmäßige Veränderung zielt. Im Mittelpunkt der Selbstsorgeanstrengungen stehen Aktivität und Autonomie, die mit der Aufrechterhaltung oder Erlangung eines natürlich-vernünftigen Gleichgewichtszustands einhergehen. Hierbei ist eine Fülle von Aspekten zu beachten, etwa die Biografie, das Lebensalter und der Status des Kranken, seine Lebensgewohnheiten und Lebensinhalte, die Beziehungen zu seinen Mitmenschen, moralische, politische und ästhetische Maßstäbe, aber auch die Jahreszeiten und die Wohnorte.

3 Selbstsorge als »Selbstlosigkeit«

Unter dem Einfluss der asketischen christlichen Moral entwickelte sich die Neigung, von sich absehen zu können, anspruchslos, bescheiden und betont altruistisch zu sein, auf die Befriedigung individueller Lüste und Leidenschaften zu verzichten, mit Affekten kontrolliert umzugehen, seine Pflicht zu tun und nicht zuletzt sein Selbst für ein größeres Ganzes, sei es ein Gott, eine Kirche oder Religion, sei es ein Staat, eine Nation oder Partei oder eine Partnerschaft, Familie oder Gemeinschaft »aufzuopfern«.

Im Rahmen der christlichen Moral ist *Selbstlosigkeit* als besondere Tugend proklamiert worden. Das Bürgertum als die tragende Säule des ökonomischen Fortschritts pries Fleiß, Leistungsbereitschaft, Disziplin, strenge Zeit- und Krafteinteilung und den »Segen der Arbeit«. Demgemäß wurden Mäßigkeit und Gehorsam zu bürgerlichen Tugenden erhoben.

3.1 Friedrich Nietzsches Kritik an den »asketischen Idealen«

Nietzsche fühlte sich durch die ideologische Verherrlichung der Arbeit zum Widerspruch herausgefordert, zumal Müßiggang als »aller Laster Anfang« hingestellt wurde. Stattdessen wiederholte er immer wieder mit Nachdruck, dass die Tugenden der Selbstlosigkeit wie Fleiß, Gehorsam, Keuschheit, Pietät u. a. höchst einseitig, ja lebensfeindlich seien. Das Lob dieser Tugenden sei »das Lob von etwas Privat-Schädlichem, – das Lob von Trieben, welche dem Menschen seine edelste Selbstsucht und die Kraft zur höchsten Obhut über sich nehmen« (Nietzsche, 1882/1980, S. 392). Dies deute auf eine Flucht vor dem »individuellen« Leben hin (vgl. Gödde, 2016, S. 153).

In der »Genealogie der Moral« (1887) ging Nietzsche dann zu einem Generalangriff auf die »asketischen Ideale« des Christentums über. Die lebensfeindlichen Werte der christlichen Moral hätten beim Individuum zu einer schwerwiegenden Trieb- und Affektunterdrückung, im Weiteren zu einer »Verinnerlichung« der nach außen gehemmten Affekte und zu einer »Wendung gegen die eigene Person« sowie zur Herausbildung des »schlechten Gewissens« geführt (Nietzsche, 1887/1980, S. 322f.). Diese kritische Perspektivierung der Moral hat nicht nur in der Philosophie große Wirkungen entfaltet. In diesen Denkbahnen hat sich auch Freud bewegt, indem er das moralische Handeln als »Resultante aus einer begehrlichen, abenteuerlichen und unberechenbaren Natur des Einzelnen und einer autoritären, disziplinierenden und rationalisierenden Macht der Gesellschaft« deutete (Stegmaier, 1994, S. 15).

Nietzsche hat die traditionelle christliche Moral nicht nur auf philosophischer Ebene attackiert, sondern auch in seiner ganz persönlichen Selbstsorge mit diesem Problem gerungen. In seiner autobiografischen Schrift »Ecce homo« spricht er von jener »unwürdigen ›Selbstlosigkeit‹ […], in die ich zuerst aus Unwissenheit, aus *Jugend* gerathen war, in der ich später aus Trägheit, aus sogenanntem ›Pflichtgefühl‹ hängen geblieben war« (Nietzsche, 1888/1980, S. 326). Erst im Verlauf einer schweren Erkrankung sei es ihm möglich gewesen, sich langsam aus der Selbstverleugnung herauszulösen. »Die Krankheit gab mir insgleichen ein Recht zu einer vollkommnen Umkehr aller meiner Gewohnheiten; sie erlaubte, sie *gebot* mir Vergessen; sie beschenkte mich mit der Nöthigung zum Stilliegen, zum Müßiggang und Geduldigsein« (S. 326). Den damit verbundenen Autonomiegewinn umschreibt er mit den Worten: »Jenes unterste Selbst, gleichsam verschüttet, gleichsam still geworden unter einem beständigen Hören-*Müssen* auf andre Selbste […] erwachte langsam, schüchtern, zweifelhaft, aber endlich *redete es wieder*« (S. 326).

Selbstsorge darf also nicht mit einer Moral der Selbstlosigkeit verwechselt werden. Die Kunst der Selbstsorge kann sich nur entfalten, wenn sie die Moral der Selbstlosigkeit verwirft und sich innerlich abschirmt

- gegen das christliche Lied der Demut,
- gegen die Zumutungen des selbstvergessenen Altruismus,
- gegen den Vorrang der Nächstenliebe vor der Selbstliebe,
- gegen die »asketischen Ideale« (Kersting, 2004, S. 183).

3.2 Kritik am selbstvergessenen Altruismus

»Übersozialisiertes« Verhalten resultiert daraus, dass man sich den Lebensbedingungen in übertriebener Bravheit anpasst, es »möglichst allen recht machen« will, ohne sich einen Freiraum für die Realisierung eigener Wünsche und Interessen zuzugestehen. Dazu gehören die unentbehrlichen Ehefrauen und Mütter, die mit ihrer altruistischen Haltung an der Grenze der Selbstüberforderung leben, scheinbar ohne Gegenleistungen zu erwarten, und insgeheim denken: »Was würden die wohl ohne mich machen!« Wenn sie sich allzu viel an belastenden Anforderungen aufladen, besteht für sie die Gefahr der Dekompensation.

Andere viel beschriebene Phänomene sind überbesorgte Sozialarbeiter, die sich für ihre armen Klienten aufopfern, oder Lehrkräfte, die ihre außerschulischen Interessen vernachlässigen, weil sie die Schule ganz in Beschlag nimmt. Auch bei Ärzten und Psychotherapeuten besteht die Gefahr, dass sie in ihren Berufen zu »Märtyrern« werden. Wenn sie ihre Klientinnen und Klienten zu wenig auf Abstand halten und zu sehr in ihre Seele eindringen lassen, überfordern sie sich, was sie sich aber aufgrund ihrer heroischen Helferideale oft nicht eingestehen und durch unermüdliches Engagement übertönen.

Selbstlosigkeit ist nicht etwa nur ein individuelles Problem, sondern hat eine enorme politisch-gesellschaftliche Tragweite: »Wenn uns das gerade vergangene 20. Jahrhundert etwas gelehrt hat«, schreibt der Sozialphilosoph Wolfgang Kersting (2004, S. 184), »dann doch wohl das, dass es kaum etwas Verhängnisvolleres, etwas Verheerenderes gibt als Selbstlosigkeit. Sowohl Faschismus und Nationalsozialismus als auch Kommunismus und Stalinismus sind politische Religionen der Selbstlosigkeit, die die sinnstiftende Auflösung des Individuums im großen Ganzen, sei es die Volksgemeinschaft, sei es die Partei des Proletariats, predigen.«

In seinem NS-kritischen Werk »Die Furcht vor der Freiheit« (1941) ging der Soziologe und Psychoanalytiker Erich Fromm der Frage nach, weshalb die Bereitschaft zur Unterwerfung unter freiheitsfeindliche Gesellschaftssysteme den menschlichen Freiheitsdrang so auffällig in den Schatten gestellt hat. Er kam zu dem Ergebnis, dass sich der moderne Mensch im Anblick der Freiheit ängstigt. Sein Leben selbst in die Hand zu nehmen, eigene Entscheidungen zu treffen, seine Individualität zu entwickeln – darin sieht er überwiegend nur Anforderungen und Belastungen. Freiheit ist für ihn gleichbedeutend mit Einsamkeit und Ohnmachtsgefühlen. Die von Fromm diagnostizierte Furcht vor der persönlichen und politischen Freiheit erscheint als wesentlicher psychologischer Erklärungsfaktor dafür, dass die Mehrzahl der Bevölkerung in gesamtgesellschaftlichen Krisensituationen (Pandemien, Wirtschaftskrisen, Kriegen) bereit ist, das Aufkommen autoritärer Staatsführungen und totalitärer Bewegungen zu unterstützen.

Wer seine Selbstlosigkeit oder Selbstverleugnung zu »überwinden« sucht, muss nicht notwendig im Egoismus landen, sich unbeliebt machen und damit im interaktionellen Bereich zum Außenseiter werden, wie es altruistische Menschen leicht befürchten und deshalb vor Individuationsschritten zurückschrecken. In der Psychotherapie kann man solche Ängste vor Expansion und Selbstentfaltung immer wieder beobachten; sie gehen nicht selten mit einer moralischen Infragestellung der eigenen Person einher. Es wäre aber ein verhängnisvoller Trugschluss anzunehmen, dass ein Selbst, je ernsthafter es sich um sich sorgt und an sich arbeitet, desto mehr an Bindungsfähigkeit einbüßt und sich in eine unmoralische Richtung entwickelt. Selbstbestimmte, sich um sich sorgende Menschen sind nicht unmoralisch, sondern haben ihre eigene Moral – nicht die Moral der Selbstlosigkeit, sondern die der Kooperation, des geteilten Lebens. Sie suchen nicht in großen Kollektiven Halt und Orientierung, sondern in individualistischen Kooperations- und Lebensgemeinschaften, in denen sie nicht »verschluckt« werden, sondern Kontur, Farbe und Identität gewinnen (Fromm, 1941/1968, S. 184).

4 Strategien der »Selbstoptimierung« und ihre Kehrseiten

Der Begriff der *Selbstoptimierung* suggeriert eine moderne Variante der Lebenskunst, in der es Menschen immer besser gelingt, sorgenfreier, effizienter, autonomer oder auch glücklicher zu leben. In modernen Lebensformen finden sich wohl schwerlich noch Bereiche, die frei sind von diesem Topos der Selbstoptimierung. Ob wir uns mit Sport, Gesundheit oder Wirtschaft, Psychologie, Bildung oder Erziehung oder auch mit Partnerschaften und Sexualität beschäftigen – überall werden wir mit der Aufforderung konfrontiert, uns selbst, unsere Arbeit, unsere Gemeinschaft oder die Institution, für die wir tätig sind, zu »verbessern«.

4.1 Kreativität als Programm der Selbstoptimierung

Gerade die *Kreativität* scheint für die moderne Selbstoptimierung eine Schlüsselkategorie zu sein. Sich darin zu verbessern, ist unabdingbar, wenn es darum geht, neue, individuelle Lebensstile zu finden bzw. zu schaffen. Kreativität verweist zunächst auf die Fähigkeit, etwas Neues und zumeist auch etwas Originelles hervorzubringen. Durch seine Bedeutungsaura wird dem Begriff Ursprünglichkeit und Spontanität zugeschrieben. Mit dem Kreativitätsmodell wird auf die romantische Figur des Schöpferischen und damit auf den Subjekttyp des Künstlers Bezug genommen.

In den aktuellen Debatten um Selbstoptimierung ist der Begriff Kreativität schnell zu einer Art Heilsformel geraten, die sowohl Mittel als auch Zweck von Optimierungsprozessen darstellen soll. Kreativität scheint wie gemacht für die Thematik der Selbstoptimierung, verspricht sie doch, tentativ, ausprobierend, experimentell, dialogisch und vor allem nicht determiniert zu sein. Kurz: Sie verspricht Autonomie und Lebenskunst – doch sie realisiert nicht selten das Gegenteil.

Der Kreativitätsbegriff taucht etwa Mitte der 1980er Jahre vermehrt in recht unterschiedlichen Diskursen des Managements, der Psychologie, der Pädagogik und auch der Paarbeziehungsratgeber auf. Folgen wir den Ausführungen von Andreas Reckwitz (2012), so ist die Kreativität konstitutiv für ein Verständnis der Gegenwartsgesellschaft geworden. Dabei gilt Kreativität als *das* Ideal einer begehrenswerten Subjektivität und ist damit Ergebnis eines modernen Subjektivierungsprogramms, das Kreativitätsimperativ und -wunsch miteinander kombiniert. In dem Begriff laufen nun Handlung und Struktur bzw. Subjekt und System zusammen: »Man *will* kreativ sein und *soll* es sein« (Reckwitz, 2012, S. 10).

Die Analyse von Reckwitz verdeutlicht, dass das Kreativitätsdispositiv nicht zwangsläufig kreative Befreiung, sondern in der Regel einen Zwang zur (kreativen) Unterwerfung und der dazugehörigen Lebens- und Arbeitsform bedeutet. Egal ob Alltag, Arbeit, Partnerschaft, Elternschaft oder Freundschaft, egal ob Mediennutzung, Konsum oder Körperverhältnis, egal ob Erziehung, Wissenschaft oder Therapie – alle Bereiche unterliegen den Ansprüchen der Kreativität. So sinnvoll es in vielerlei Hinsicht erscheint, kreativ zu sein, also problemsensitiv, selbstreflexiv, flexibel im Denken, kritikfähig und mutig im Gehen neuer Wege, so kann umgekehrt Kreativität auch zu einer Überforderung werden, wenn sie immer und überall gelten soll. Reckwitz erkennt dabei die Gefahr eines auf Dauer gestellten Insuffizienzgefühls. Dass dieses Regime »Dropouts« produziert, liegt auf der Hand, und so gilt es, sogenannte »›Unzulänglichkeitserkrankungen‹, also Depression, Erschöpfung, Suchtkrankheiten und dergleichen, vor dem Hintergrund der Leistungs- und Steigerungsansprüche des Kreativitätsdispositivs zu verstehen« (2012, S. 348).

Aber auch in anderen Lebensbereichen ist der Gedanke der Selbstoptimierung mittlerweile virulent: Wir finden in unterschiedlichen Kontexten die (anthropologischen) Begriffe der Plastizität, Perfektibilität und Bildsamkeit oder auch des *Lifelong Learning*, die auf eine potenziell unendliche Steigerungsfähigkeit des Menschen - auch noch im hohen Alter - verweisen. Die Begriffe der *Subjektivierung* und des *unternehmerischen Selbst* sind - vor dem Hintergrund der Angst vor Konkurrenz, Flexibilität und Scheitern - mit der Hoffnung auf sozialen Aufstieg und ein gutes Leben verbunden. Die psychologischen Modelle des Selbstverstehens und der Selbsttherapie betreiben mithilfe von Positive Psychology und Resilienzforschung geglückte Selbstverwirklichungen oder Selbst(er)findungen. In der (pädagogischen) Selbstentwicklung sollen Lehr- und Lernprozesse durch Mediatisierungs- und Digitalisierungsprozesse eine Verbesserung erfahren, und im Feld des Sozialen sollen Orientierungen und Evaluationen durch Algorithmen und Big Data zur Selbstoptimierung beitragen.

4.2 Fragwürdigkeit der Enhancement-Techniken

Eine Ethik der Optimierung wird durch ein heterogenes Ensemble von Techniken und Praktiken definiert, die sich im Begriff des *Enhancement* bündeln lassen; diese scheinen die vormodernen Praktiken weitgehend außer Kraft gesetzt zu haben, weil sie mittels Psychopharmaka, Bio- und Mikrotechnologie sowie Digitalisierung Selbstoptimierungseffekte versprechen, die über die althergebrachten Übungsprozeduren weit hinausgehen (vgl. Ach u. Pollmann, 2006; Schöne-Seifert, Talbot, Opolka u. Ach, 2009).

Diese Selbstoptimierungsstrategie halten wir für die vermutlich größte Herausforderung einer modernen Selbstsorge. Zum Ersten erscheinen sie als ungeheuer weitreichende Eingriffe in die anthropologischen Gegebenheiten, da sie die Grundlagen menschlicher Existenz, etwa die Reproduktion des Lebens, die Erfahrungen von Krankheit und Schmerz sowie die Definitionen von Sterblichkeit und Tod, berühren (vgl. Böhme, 2008). Zum Zweiten lässt sich die Selbstverbesserung nicht mehr nur als Steigerung körpereigener Funktionen und Leistungen, sondern vor allem als Anpassung an die Leistungen von Geräten verstehen (vgl. Siep, 2006, S. 27). Im Blick ist nicht mehr der »unberechenbare« und »unzuverlässige« Mensch, dessen »Output« man nie vorhersagen konnte, sondern die sichere und effiziente Technik, die »ordentliche« Ergebnisse zeitigt. Hiermit droht eine *Ununterscheidbarkeit* von Menschen und Technik, denn die Rede ist vom *Natural-born Cyborg,* von einer Verschmelzung des Menschen mit der Technik (vgl. Clark, 2003). Und drittens geht es immer wieder und im Kern auch um die Frage des *Menschenbildes,* also um die Thematik der Freiheit, der Verantwortung, der Menschenwürde und um die Grenzen des Humanen.

Statt der schon in der Antike bekannten Maxime »Werde, der du bist« herrscht heute der Slogan »Werde derjenige, der du sein könntest!«. Es gibt für Selbstoptimierung keine Obergrenze mehr. Während die Veränderungsmöglichkeiten in vormodernen Zeiten von außen vorgegeben wurden, werden sie mittlerweile von den Individuen selbst hervorgebracht. Wer sich noch steigern kann, der hat sich und sein Potenzial noch nicht ausgeschöpft. Als eine starke, resiliente Persönlichkeit gilt jemand, der immer noch Reserven für gestiegene Anforderungen hat, die er dann auch gelassen einsetzen kann. Es erscheint nachvollziehbar, dass derjenige, der sich als prinzipiell unerschöpflich und unendlich steigerbar erlebt, mit sich und der Welt zufrieden sein kann. Doch was ist mit denjenigen, die ihr »Potenzial« nicht abrufen können oder wollen? Insofern bietet die Selbstoptimierung der Selbstsorge kein Freiheitsversprechen, sondern eine Unterwerfungsstrategie im Sinne einer Selbstausbeutung.

5 Angst vor der Individuation – Entfremdung vom Selbst

Mit dem in den Mittelpunkt der Lebenskunstphilosophien gerückten Begriff der Selbstsorge wird auch die Frage nach dem *Selbst* bzw. dem Konzept der *Identität* der Lebenskunst virulent (vgl. Gödde u. Zirfas, 2016, S. 511 ff.). Blickt man humanwissenschaftlich auf den Begriff des Selbst, so geht es häufig um eine verlorene, bedrohte oder wiederzugewinnende Identität. Nicht nur scheint es in der Moderne schwieriger geworden zu sein, eine konsistente Antwort zu finden auf das, was ich bin, und auf das, was der Andere ist; es scheint auch schwieriger geworden zu sein anzugeben, welches Selbstverhältnis man für ein gutes und gelingendes Leben benötigt.

Fragen der Identität lassen sich daher als Begleiterscheinungen des kulturellen und sozialen Wandels oder auch als Folgen einer Flexibilisierung von Lebensformen bzw. als Reaktionen auf politische und mediale Umbrüche verstehen. Identität erscheint zwar gerade dort als besonders differenzierte, reflexive und individuelle Identität, wo die Möglichkeiten von divergierenden Normen- und Wertesystemen, von unterschiedlichen Formen der Zugehörigkeit und Verbindlichkeit und von Inkonsistenzen in Rollenmustern und Interaktionsformen etc. vorhanden sind. Sie scheint aber auch gerade in diesen Lebenskontexten besonders prekär zu sein, denn unterschiedliche Formen der Selbstverständnisse, divergierende Weisen des Sich-zu-sich-Verhaltens und plurale Formen der Zugehörigkeit lassen eine Fassung dessen, was man als seine eigene Identität bezeichnet, zunehmend schwieriger werden.

Im Folgenden widmen wir uns – beispielhaft – Phänomenen mangelnder Selbstsorge, die einer »Angst vor dem Selbstsein« entspringen. Dabei greifen wir auf philosophische, (anti-)psychiatrische und psychologische Konzepte zurück und begeben uns am Ende des Kapitels auf die Suche nach therapeutischer Orientierung.

5.1 Angst vor dem Selbstsein

Eine auffällige Ausdrucksform der Angst vor dem Selbstsein ist die Angst vor Ich-Werdung bzw. Individuation, die bei vielen Menschen in der *Schüchternheit* bzw. sozialen Phobie ihren Ausdruck findet. Schüchternheit zeigt sich in der Scheu vor Blickkontakt, in Erröten, verlegenem Gesichtsausdruck, angespannter Körperhaltung, unsicherem Auftreten, allzu leisem Sprechen, Herzklopfen und Schwitzen. Sie kann durch erlernte soziale Fähigkeiten, durch geschäftiges Verhalten oder mithilfe von Beruhigungs- und Rauschmitteln überspielt werden. In anderen Fällen bleibt sie nur deshalb verborgen, weil der Betreffende allen potenziellen Gefahren aus dem Weg geht. Eine krasse Rückzugshaltung deutet gerade auf Schüchternheit hin.

Der Schüchterne nimmt sich zwar immer wieder vor, in der Schule, im Freundeskreis oder in sonstigen Gruppen aus seinem Schneckenhaus herauszutreten. Zuweilen träumt er davon, wie er ungeniert vor einem großen Publikum eine souveräne Ansprache hält (und in gesteigerter Form: auf begeisterten Applaus stößt). Er hat auch genaue Vorstellungen, wo und wie er aktiv werden müsste. Aber wenn es darauf ankommt, verlässt ihn zumeist der Mut. Statt zu handeln, macht er sich lieber Gedanken über den Sinn und Wert seiner Stellungnahme oder er grübelt darüber nach, ob man generell über den eigenen Schatten springen könne. So verwickelt er sich in schwerfällige Gedankenketten, bis er seiner Unbefangenheit gänzlich beraubt ist.

Philip Zimbardo, ein Pionier in der Erforschung der Schüchternheit, vergleicht sie mit einem »Gefängnis im Kopf«. In schweren Fällen wirke sie wie eine »lebenslängliche Haftstrafe«. »Schüchterne Menschen werden am Handeln gehindert, weil der Wächter in ihrem Inneren ihnen eingibt: ›Du machst dich lächerlich; man wird dich auslachen; dies ist nicht der richtige Ort dafür; ich werde dir nicht die Freiheit lassen, spontan zu handeln; laß deine Hand unten; melde dich nicht freiwillig, tanze nicht, singe nicht, mach dich nicht bemerkbar; in Sicherheit bist du nur, wenn man dich nicht sieht und nicht hört.‹ Und der Gefangene in ihm beschließt, sich nicht auf die gefährliche Freiheit eines spontanen Lebens einzulassen; er fügt sich brav« (Zimbardo, 1978, S. 24).

Was die Handlungsfähigkeit und Lebensfreude des Schüchternen einengt, ist vor allem die peinlich genaue Beobachtung des eigenen Auftretens und Verhaltens. Vor allem in Gegenwart von Autoritätspersonen ist der Schüchterne ängstlich darauf bedacht, sich möglichst wenig von seiner Unsicherheit anmerken zu lassen. Auch in Gegenwart Fremder kann er sich nicht so verhalten, wie es seinem eigenen Denken, Fühlen und Wollen entspräche. Generell fühlt er sich durch spontane, offene oder demokratische Situationen verunsichert. Er bevorzugt Situationen, in denen klare Strukturen, Hierarchien und Regeln gelten. Zimbardo nennt drei Gründe für dieses Bedürfnis:

»Schüchterne sind typischerweise nicht Initiatoren von Handlungen, sie reagieren lieber, warten darauf, daß andere eine Situation vorstrukturieren, also mit einer Unterhaltung beginnen, Fragen stellen und so weiter. [...] Wenn Schüchterne Überwachung und Kontrolle spüren, sind sie konform, akzeptieren das Expertentum, die Meinung von Autoritäten. [...] Wenn Schüchterne in einer stark strukturierten Situation sind, können sie effektiver handeln oder arbeiten. Schüchterne können von Nicht-Schüchternen kaum unterschieden werden, wenn die Situation für alle sehr strukturiert ist. In dem Maße, in dem offene, unstrukturierte Situationen entstehen, Situationen mit mehr Freiheitsgraden und Entscheidungsmöglichkeiten, steigt die Angst und die Unsicherheit der Schüchternen« (Zimbardo, 1978, S. 24).

Schüchternheit ist ein prototypisches Beispiel für mangelnde Selbstsorge, da sie den mit sozialen Neuerfahrungen verbundenen Risiken mehr oder weniger ausweicht und auf diese Weise wichtige Individuationsschritte vermeidet.

5.2 Ronald Laings Phänomenologie des »geteilten Selbst«

Die Aufspaltung in ein äußeres Selbst, das als falsch, und ein inneres Selbst, das als wahr und echt empfunden wird, hat Ronald Laing, ein Exponent der Antipsychiatrie, in seinem Buch »Das geteilte Selbst« (1960) eindrücklich beschrieben. Weil dem Betreffenden der Mut fehlt, seine Individualität in der Außenwelt zu vertreten, fallen bei ihm Identität-für-sich-Selbst und Identität-für-Andere auseinander. Während das innere Selbst Autonomie, Freiheit und Aufrichtigkeit zu bewahren sucht, ist das äußere Selbst angepasst, konformistisch und unterwürfig. Laing veranschaulicht ein solches Doppelleben am Beispiel einer Jugendlichen, die sich in ihrer Familie kaum Raum für ein eigenes Leben verschaffen kann:

»Sie hatte kaum noch Bewegungsfreiheit, doch sie hatte ein gewisses Maß an Freiheit dadurch erreicht, daß sie, wie sie sich ausdrückte, ihre Persönlichkeit ›spaltete‹. Nach ihrer Aussage fing sie damit im Alter von neun Jahren an, als sie zum ersten Mal mit einer Freundin und deren Eltern ins Kino ging, ohne daß ihre eigenen Eltern davon wußten. Nachdem das gutgegangen war, fing sie an, ein regelrechtes Doppelleben zu führen. Sie hatte ein Leben abseits von ihren Eltern, von dem sie ihnen nichts erzählte. Sie trug heimlich Make-up, sie ging ins Kino, sie ging mit Jungen aus, und als eine Folge dieser Teilung in ihrem Leben entwickelte sie eine Spaltung zwischen einem ›inneren‹ und einem ›äußeren‹ Ich. Ihr ›inneres‹ Ich hatte jedoch sehr wenig Lebensraum. Wegen ihres Doppellebens war und blieb sie voller Schuldgefühle. Obwohl sie diese Dinge tat, befreite sie sich nie von der inneren Kontrolle, die insbesondere ihr Vater auf sie ausübte, und sie hätte sich zutiefst geschämt und im Unrecht gefühlt, hätte er von diesen Aktivitäten erfahren« (Laing u. Esterson, 1964/1975, S. 204).

Ein solches Individuum sagt sich von seiner äußeren Erscheinung und seinen Aktionen los und betrachtet sie als »falsches Selbst«. Bei dieser Abkapselung des Innenlebens besteht die Gefahr, dass das innere Selbst immer weniger wagt, sich nach außen zu öffnen und sich einen sichtbaren Ausdruck zu geben. Aus einer Beziehung zu sich selbst, die zunächst skrupulös aufrichtig war, wird allmählich eine sadomasochistische. Diese Konsequenz ergibt sich zwangsläufig, wenn ein Mensch dem objektiven Element unverpflichtet bleibt, wenn er mit seinem Selbst keine Fußspuren oder Fingerabdrücke in der Welt hinterlassen möchte. Das geteilte Selbst mit seinem Rückzug von äußeren Beziehungen und seinem Mangel an Objektivierung gründet sich auf eine existenzielle Befindlichkeit, die Laing »*ontologische Unsicherheit*« nennt. Ontologisch unsichere Menschen befürchten ständig, von Anderen bedrängt, vereinnahmt oder zum Objekt gemacht zu werden. Wenn sie sich anderen Menschen vertrauensvoll öffnen und eine Verständigungsbrücke aufbauen, tauchen im Inneren Gefahrensignale auf, die sie davon abhalten, die Brücke wirklich zu überschreiten.

5.3 Karen Horneys Konzept der »Selbstentfremdung«

In ihrem Hauptwerk »Neurose und menschliches Wachstum« (1950) geht die Psychoanalytikerin Karen Horney von einem Begriff der Neurose als »Störung in der Beziehung zu sich selbst« aus. Ausgangspunkt einer neurotischen Entwicklung sei, dass ein ängstliches und verunsichertes Kind seine Phantasie zu Hilfe nimmt, um sich durch eine solche Selbstwertregulierung zu stabilisieren. Mithilfe eines idealisierten Bildes seiner Fähigkeiten und Qualitäten verschafft es sich kompensatorisch ein Gefühl persönlicher Wichtigkeit und Überlegenheit.

Horney beschreibt die *Selbstidealisierung* als Prozess über mehrere Stufen hinweg: Ausgehend von einer Grundangst und der Suche nach Sicherung und Anerkennung beginnt der Ängstliche, hochgespannte und starre Forderungen an sich selbst zu stellen. Unter einer »Tyrannei der Solls« werden seine spontanen und lebendigen Gefühle stark verfälscht. In der weiteren Entwicklung wird aus einzelnen neurotischen Idealen ein weitverzweigtes System von »neurotischem Stolz«, der das fehlende Selbstvertrauen ersetzen soll. Der Betreffende ist nun vollauf damit beschäftigt, Fehler, Blamagen oder Niederlagen zu vermeiden. Da ihm für die Bewältigung der sozialen Lebensaufgaben wenig Raum bleibt, entfernt er sich zunehmend von seinem ursprünglichen Drang nach Selbstverwirklichung, den Horney *»wahres Selbst«* nennt. Den immer größer werdenden Abstand zwischen dem wahren und dem idealisierten Selbst bezeichnet sie als *»Selbstentfremdung«*. Der Neurotiker sei hin- und hergerissen zwischen den konstruktiven Kräften, die nach Selbstverwirklichung drängen, und den obstruktiven Kräften der Selbstidealisierung. Er muss daher unbedingt nach »Lösungen« seiner inneren Konflikte Ausschau halten. In diesem Kontext werden drei typische Lösungen unterschieden (Horney, 1950, S. 208 ff.).

Die *selbstverleugnende* Lösung besteht darin, dass die ursprünglich verachtete Gehemmtheit als Tugend glorifiziert wird. Das idealisierte Selbst weist Züge von Selbstlosigkeit, Friedfertigkeit, Engelhaftigkeit und Märtyrertum auf. Diesen einseitigen Idealen sucht sich der Selbstverleugnende anzunähern. Alle expansiven, die Selbstentfaltung fördernden Regungen erscheinen ihm suspekt und vermessen. Da er sich nicht wehren und offen feindselig sein darf, wird er zum Opfer seines Selbsthasses. Zum Ausgleich gestattet ihm die Phantasie moralische Überlegenheitsgefühle.

Die *expansive* Lösung besteht darin, egoistische und aggressive Tendenzen hochzustilisieren. Nach dem idealisierten Selbstbild des Expansiven ist Aggressivität gleichbedeutend mit Stärke und Führungsqualität. Das Meistern des Lebens trotz Hindernissen und Schwierigkeiten wird sein Hauptziel, dem er nachjagt. Horney unterscheidet drei Unterformen der expansiven Lösung: Der Narzisst ist, jedenfalls äußerlich, in seinen Charme, seine Aktivität und Lebendigkeit »verliebt«; der Perfektionist wertet sich dadurch auf, dass er an alles besonders hohe moralische und intellektuelle Maßstäbe anlegt; und der Arrogant-Rachsüchtige ist stolz auf seine Wachsamkeit, seinen Wagemut und seine Durchschlagskraft.

Im Rahmen der *distanzierten* Lösung wird die Absonderung als Selbstgenügsamkeit, Stoizismus und Individualismus idealisiert. Dass der Distanzierte sich mit diesen Werten identifiziert und sie anstrebt, zeigt sich in seinem betonten Rückzug vom aktiven Leben, in seinem Streben nach Autarkie und im Vermeiden starker Gefühle von Lust und Leiden. Alle aufkommenden Spannungen zwischen expansiven und selbstverleugnenden Kräften werden von ihm entschärft. Er ist stolz darauf, sich nicht selbst zu verkleinern wie der Selbstverleugnende und sich nicht ständig auf Streit und Kampf einlassen zu müssen wie der Expansive, sondern gelassen über dem Wettbewerb zu stehen. Aber da er sich von Bindungen weitgehend freihält, sich nur wenig engagieren kann, ist das Wachstum seiner Persönlichkeit begrenzt.

Theodor W. Adorno (1951/1979) hat das Konzept des wahren Selbst, das von Søren Kierkegaard und William James entwickelt und später u. a. von Otto Rank sowie den Humanistischen Psychologen Karen Horney, Abraham Maslow und Carl Rogers vertreten wurde, einer grundlegenden Kritik unterzogen. Die verzweifelte Suche nach sich selbst auf dem Wege einer Innenschau führe notwendig in die Irrationalität. Einen ursprünglichen »Kern«, der sich im Inneren des monadenhaft gesehenen Individuums befindet und nur darauf wartet, »entwickelt« zu werden, gebe es nicht. Subjektivität sei nicht schon bei Geburt als menschliche Seinsqualität vorhanden, sondern entstehe erst im Laufe eines als interaktionistisch bezeichneten Prozesses. Und tatsächlich erscheint der Begriff eines wahren Selbst fragwürdig, denn wenn man unter »Wahrheit« die Übereinstimmung von Rede und Gegenstand versteht, dann wird es kaum – ohne in einen performativen Widerspruch zu geraten – möglich sein, den »Gegenstand« anders als diskursiv zu bestimmen. In diesem Sinne sollte man wohl besser von einem Selbst ausgehen, das zu bestimmten selbstgewählten wie fremdbestimmten Konstellationen »passt« (vgl. Brenner u. Zirfas, 2002, S. 281 ff.). Insofern geht es in der Therapie nicht um das Finden eines »wahren Selbst«, sondern darum, Beziehungen zu sich selbst aufzubauen, die einerseits vorhandene positive Bindungen integrieren und andererseits offen sind für Veränderungen.

5.4 Der therapeutische Weg vom »entfremdeten« zum »bezogenen« Selbst

So wie die Neurose ein Prozess ist, in dem Menschen immer mehr von ihren Beziehungen zum eigenen Selbst und zu Anderen verlieren, so kann die Therapie als Prozess gesehen werden, der von der Beziehungslosigkeit zur Beziehungsaneignung zurückführt. Wie kann eine Psychotherapie zum Abbau von Selbstentfremdung beitragen?

Therapieziel beim *Selbstverleugnenden* wäre die Umwandlung seiner selbstverneinenden in lebensbejahende Gefühle und Werte. Das würde bedeuten, dass er sich vom Zwang seiner übermäßigen Bescheidenheit, Nachgiebigkeit und Selbstlosigkeit löst und seine irreführenden Ideale der Bedürfnislosigkeit und des Märtyrertums revidiert. Die emotional korrigierende Erfahrung würde darin bestehen, dass er, ohne Scham- und Schuldgefühle zu erleben, sowohl fordern und zugreifen als auch sich abgrenzen und Nein sagen sowie ein Recht auf Selbstbehauptung, Selbstachtung, Freude und Expansion haben kann.

Für den *Expansiven* würde das Ziel therapeutischer Selbstsorge darin bestehen, dass er nicht immer stark sein muss, sondern sich Schwäche- und Abhängigkeitsgefühle zugestehen und sie in sein Selbstbild integrieren kann. Dazu gehört auch, dass er den kompensatorischen Zug seines Konkurrenz-, Macht- und Geltungsstrebens erkennt und mäßigt. Statt seine Aktivität und Expansion zur Befriedigung seines neurotischen Ehrgeizes zu verbrauchen, kann er lernen, sie zur Bewältigung produktiver Aufgaben einzusetzen.

Für den *Distanzierten* hieße therapeutische Selbstsorge, die Ängste vor Beziehung und Bindung, die Überempfindlichkeit gegen jeglichen Einfluss, Druck und Zwang von außen sowie den Stolz auf seine Selbstgenügsamkeit und Unabhängigkeit zu »bearbeiten«. Statt mit Strategien des Rückzugs und der Distanzierung zu operieren, müsste er lernen, sich mehr auf soziale Beziehungen einzulassen und dadurch mehr Resonanz zu erleben, was ihm dazu verhelfen kann, sich mehr zu binden und zu »engagieren« und durch Selbstobjektivation ein stabiles Gefühl der Integrität zu erlangen.

Therapeuten brauchen eine Vorstellung von den Beziehungsmöglichkeiten ihres Patienten, ihrer Patientin. In der therapeutischen Praxis geht es wesentlich darum, diese mehr oder weniger unbewussten Bindungs- und Bildungspotenziale »anzurufen«. Michael Balint sprach in diesem Kontext von »flash«, Christopher Bollas von »cracking up« und Daniel Stern von »now moment« (»Gegenwartsmoment«). Solche Momente sind »Highlights« im kreativen und kooperativen Zusammenspiel von Therapeuten und Patienten. Sie verdichten sich zu »moments of meeting«, wenn es zu Erfahrungen »tieferer Verbundenheit [kommt], die der [therapeutischen] Beziehung eine besonders ausgezeichnete Qualität gibt« (Buchholz, 2018, S. 44).

6 Förderung der Selbstsorge in der Psychotherapie

Psychotherapie trägt durch Vermittlung von Selbsterkenntnis und Selbstachtung zur Verminderung psychischen Leidens bei. Indem der Patient Zugang zu seinen unbewussten Konflikten und seiner Lebensgeschichte findet, vermag er sein Selbst- und Identitätsgefühl zu stärken. Durch Abbau überhöhter Ich-Ideale und hypertropher Gewissensbisse ist eine Aussöhnung mit sich selbst möglich. Die therapeutische Beziehung dient als Brücke zu einer vom Patienten hervorzubringenden Kontinuität seiner Beziehungs- und Arbeitswelt, in der Liebe und Freundschaft, Lebensaufgabe und sozial-kulturelles Engagement ein Nährboden gelingender Selbstentfaltung sind.

6.1 Das antike Modell von Mitte und Maß

Wenn das Zentrum der Lebenskunst die reflektierte Veränderung der Selbstsorgepraktiken darstellt, so lässt sich die Psychotherapie als ein Möglichkeitsraum verstehen, andere, nämlich realistischere, effektivere, glücklichere, gesündere etc. Formen der Selbstsorge mithilfe psychologischer Methoden und Techniken zu erlernen. Dabei finden wir eine Veränderung des Orientierungsrahmens: Während für die Antike und das Mittelalter das *Maß* die entscheidende therapeutische Orientierung darstellt, so ist es für die Moderne die *Balance.*

Die antike Heilkunst formulierte die für die Selbstsorge bis in die Aufklärung bestimmende Maxime im Leben: die des angemessenen Maßes, einer Ausgewogenheit von Quantitäten und Qualitäten. Nach der sogenannten Mesotes-Lehre (griechisch *mesotes* für Mitte, Maß) wird Gesundheit als mittleres Maß zwischen zwei Extremen oder als richtige, weil natürliche körperliche und seelische Ordnung bestimmt.

Was die Maßstäbe für die (medizinische/therapeutische) Selbstsorge betrifft, gibt es – anders als in den religiösen Künsten und Lebenskunstlehren – keine strikten Dichotomien von richtig und falsch, gut und böse, schön und hässlich etc., sondern graduelle Ethiken des Mehr-oder-Weniger, des Sowohl-als-auch oder der besseren und schlechteren Relationen. Die antiken, mittelalterlichen und frühneuzeitlichen Selbstsorgemodelle sind Ethiken des Maßes und des Gleichgewichts (vgl. Nussbaum, 1994).

Im Rahmen der antiken Philosophie des Maßes oder der Mitte ging es vor allem um das Vermeiden von Extremen: So finden wir etwa die Besonnenheit, die zwischen Zügellosigkeit und Gefühlsstumpfheit, die Gerechtigkeit, die zwischen Unrecht tun und Unrecht leiden, oder auch die Tapferkeit, die zwischen Tollkühnheit und Feigheit verortet wird. Ausgangspunkt dieser Betrachtungen ist ein Gegensatzpaar, von dem aus dann eine Mitte bzw. ein Maß gesucht wird. Wie dieses Maß en détail beschaffen ist und wie es dann lebenspraktisch umgesetzt wird, muss kasuistisch, jeweils von Fall zu Fall, entschieden werden. Im Einzelfall wird nach den Regeln der Erfahrung und der Klugheit verfahren. Diese Regeln werden letztlich, und das gilt für die gesamte antike Lebenskunstphilosophie, an den Kriterien des Wissens, der Vernunft und der Natur orientiert. Eine maßvolle Selbstsorge hat es hier weniger mit einer Mitte zwischen den Extremen als mit der Beherrschung innerer (leidenschaftlicher) Sachverhalte zu tun.

Nun ist in der Moderne die Frage nach dem Maß in der therapeutischen Selbstsorge oftmals noch präsent: Wann immer Therapiemodelle mit energetischen und ökonomischen Aspekten arbeiten, liegt im Grunde die Frage nach einer maßvollen Gestaltung des Lebens nahe. Dann geht es um Aspekte des Zuviel und Zuwenig, des Über- und Untertreibens, des Zu-sehr und Zu-schwach.

Auch und gerade in Freuds therapeutischen Überlegungen spielt die Orientierung am »Maß« – und an graduellen Unterschieden –

durchgehend eine Rolle. Für ihn gibt es keine »scharfe Grenzscheide zwischen Normalem und Pathologischem« (Freud, 1924, S. 399). So weist er darauf hin, dass ein Normal-Ich, »wie die Normalität überhaupt, eine Idealfiktion« sei. Je nachdem, ob es sich dem des Psychotikers »in größerem oder geringerem Ausmaß« nähere, gewinne man »ein Maß für die so unbestimmt gekennzeichnete ›Ichveränderung‹« (Freud, 1937, S. 80). In der Analyse hoffe man darauf, die pathogenen Konflikte »in bescheidenem oder doch zur Behandlung zureichendem Maß zu aktivieren« (S. 78). Dabei müsse man auf »ein gewisses Maß von psychischer Trägheit« vorbereitet sein (S. 87). Beim Analytiker hält Freud ein »höheres Maß an seelischer Normalität und Korrektheit« als bei den Patienten für erforderlich (S. 94). Es sei aber unbestreitbar, dass die Analytiker »in ihrer eigenen Persönlichkeit nicht durchwegs das Maß von psychischer Normalität erreicht haben, zu dem sie ihre Patienten erziehen wollen« (S. 93).

6.2 Das moderne Modell von Balance, Rhythmus und Resonanz

Während die älteren Modelle des Maßes noch in einem stabilen Rahmen des Kosmos, der Natur, göttlicher Vorsehung oder menschlicher Vernunft formuliert wurden, in dem sich die Menschen ausgewogen positionieren konnten (und sollten), so ist die Moderne durch den Wegfall metaphysischer Gewissheiten und damit durch Unsicherheit und Risiko charakterisiert. Damit treten die Spannungen und Widersprüchlichkeiten des Lebens, seine Entfremdungserfahrungen und Beziehungsmöglichkeiten stärker in den Blick. Selbstsorge wird jetzt als Kunst der *Balance* konzipiert, die zwischen Aktivität und Passivität, Individualität und Sozialität, Beharrlichkeit und Beweglichkeit, Sinn und Sinnlosigkeit etc. einen Ausgleich finden muss (vgl. Schmid, 2005). Anders als in den vormodernen allgemeingültigen Modellen des Maßes geht es jetzt um das Entwickeln einer individuellen Balance. Die Balance steht für den Versuch, die Widersprüche des menschlichen Lebens in eine »Waage«, einen »Ausgleich«, aber auch in ein dialektisches Mit- und Gegeneinander zu bringen.

Der Begriff *Resonanz* bezeichnet einen wechselseitigen Beziehungsmodus von Subjekt und Anderen, in dem es zu intensiven reziproken Berührungen und damit einhergehenden Transformationen kommt (Rosa, 2016, S. 298). Die Suche nach Resonanz lässt sich als ein Reparaturversuch von gestörten Selbst- und Weltbeziehungen verstehen, die wieder in einen gemeinsamen Rhythmus beziehungsweise in eine (prekäre) Form der Synchronisierung oder des Gleichklangs gebracht werden sollen (Buchholz u. Gödde, 2013; Breyer, Buchholz, Hamburger, Pfänder u. Schumann, 2017; Brandstetter, Buchholz, Hamburger u. Wulf, 2018).

Bezeichnet die Resonanz eher die »räumliche« Seite der Beziehungsentwicklung, so der *Rhythmus* eher ihre »zeitliche« Struktur. Therapeutische Erfahrungen zeigen, dass die Entwicklung der Selbstsorge in ihren resonanten und rhythmischen Aspekten gerade im Durcharbeiten der Entfremdungen und Krisen gewonnen werden kann. Denn in wichtigen Sitzungen werden »oftmals Beziehungsabbrüche, traumatische Rupturen, Disharmonien und Dysbalancen sowohl inhaltlich verhandelt als auch szenisch wiederholt und in der Wiederherstellung der Elemente szenisch erinnert« (Hamburger, 2018, S. 71).

Insofern gilt, dass es keine therapeutische Norm gibt, immer die Balance wahren oder intendieren zu müssen. Aber sich auf die Spur nach ihr zu begeben, eröffnet einen Weg des Lebens, der als entwicklungsfördernd erfahren werden kann. Geht man von der anthropologischen Grundannahme aus, dass der Mensch *bipolar* ausgerichtet und dass die Bipolarität *zwischen den selbstbezogenen und den objektbezogenen Tendenzen* besonders bedeutsam ist (Mentzos, 2009), so wird diese Polarität auch für die Selbstsorge bedeutsam. Dabei geht es um die Gegenüberstellung der auf das eigene Selbst (seine Entstehung, Kohäsion und Stabilität) und der auf das Objekt (das Gegenüber, den Anderen) ausgerichteten Motivationen. Unter günstigen Bedingungen wird das Spannungsfeld zwischen dem Selbst- und dem Objektpol immer wieder so ausbalanciert, dass sich der Einzelne sowohl in der Beziehung zu sich selbst als auch in der Beziehung zu Anderen entfalten kann. Unter ungünstigen Bedingungen kommt es hingegen zu einem mehr oder minder starren Entweder-oder von Selbstbezogensein versus Objektbezogensein, zu einer Dysbalance und dementsprechend zu einseitigen und festgefahrenen Erlebnis- und Verhaltensmustern. Ein Therapeut muss sich bei jedem Patienten fragen: »Auf welche Weise hat eigentlich dieser konkrete Mensch versucht, unter den gegebenen ungünstigen Bedingungen (Trauma, Mängel, Kränkungen oder auch ungünstige körperliche Voraussetzungen) die große Aufgabe der dialektischen Integrierung und der Balancierung der selbst- und objektbezogenen Tendenzen und Bedürfnisse – sei es auch kompromisshaft – zu lösen?« (Mentzos, 2009, S. 266).

6.3 Behandlungsperspektiven und -ziele

Wenn sich psychodynamische Therapeutinnen und Therapeuten auf die Einschätzung der Selbstsorge eines Patienten fokussieren, muss das nicht bedeuten, dass sie die ihnen vertraute Einschätzung der Konfliktdynamik, des Strukturniveaus oder der Neurosendisposition außer Acht lassen. Dennoch ist mit dem Konzept der Selbstsorge bzw. Lebenskunst eine Änderung der Perspektive verbunden (vgl. Gödde, 2015). Die Art und Qualität der Selbstsorge eines Einzelnen lässt sich daran erkennen, wie er mit sich selbst und seinen sozialen Beziehungen, insbesondere mit Freundschaften und Partnerschaften, umgeht, wie er seine Arbeits- und Leistungsanforderungen gestaltet, ob er entspannen, genießen, sich künstlerisch ausdrücken kann und wie er Kränkungen und Krankheiten verarbeitet und sich zum Problem des Sterbenmüssens einstellt.

Denkbar wäre, die Lebenskunst eines Patienten anhand von vier Kriterien einzuschätzen:

- Welche Lebensziele verfolgt der Patient?

- Was motiviert ihn (bewusst und unbewusst), diese Ziele zu verfolgen?
- Wie gestaltet er sein Leben (Kompetenzen, Ressourcen, Defizite)?
- Und schließlich: In welche Grundkonflikte ist der Patient oder die Patientin verstrickt?

Ein wichtiges Anliegen jedes Therapeuten hat mit der Frage zu tun, was für einen Patienten in seiner derzeitigen Lebenssituation »gut«, »sinnvoll« oder »richtig« ist und wie er ihn am besten ermutigen, motivieren, fördern kann. Darüber hinaus fragen sich Therapeuten, was zu einem bestimmten Patienten »passt«: zu seinen Selbstbeziehungen, zu seinen Beziehungen zu Anderen und nicht zuletzt zur jeweiligen Therapeut-Patient-Beziehung. Hier geht es nicht um Anpassung, sondern um ein Zueinanderpassen von Person und Umwelt.

6.4 Ein Fallbeispiel

Zum Erstgespräch erscheint ein 59-jähriger Lehrer, der seit mehreren Monaten krankgeschrieben ist, und berichtet über seine Situation an der Schule. Der Druck seitens der Schüler und Eltern habe in den letzten Jahren immer mehr zugenommen, wobei keinerlei Rücksicht auf die Befindlichkeit des Einzelnen genommen werde. So stolz der Patient viele Jahre auf seine Leistungsfähigkeit war, so sehr leidet er jetzt unter seinem »Versagen«, da er oft unkonzentriert ist und - noch schlimmer - zu Vergesslichkeit neigt, also nicht mehr so funktioniert, wie es die Anderen von ihm, und vor allem, wie er es von sich selbst erwartet. Er fühle sich körperlich völlig erschöpft und habe nachts mehrfach Panikattacken erlebt. Er sei ratlos, wie er seine berufliche Aufgabe weiter erfüllen könne.

Zur Vorgeschichte äußert er, dass er seit ca. dreißig Jahren in derselben Schule gearbeitet habe. Einerseits hätten ihn die Erfüllung seiner pädagogischen Aufgabe und die Anerkennung seiner Kollegen und Vorgesetzten stolz gemacht. Andererseits sei er einem ständigen Erwartungsdruck ausgesetzt gewesen. Durch den Tod mehrerer Kolleginnen und Kollegen sei ihm die Einseitigkeit seines Lebens – soziale Isolation, Verzicht auf viele Freiheiten, Selbstquälerei unter unzumutbaren Bedingungen u. a. – bewusst geworden. Gefühle von Ungerechtigkeit und Empörung seien in ihm hochgekommen, die er sich früher nie zugestanden habe. Seinen persönlichen Mythos vom »heroischen Einzelkämpfer« müsse er wohl grundlegend infrage stellen und aufgeben.

Als ältester Sohn einer Familie mit fünf jüngeren Geschwistern sei der Patient von klein auf permanent zu Einsatzbereitschaft und Verantwortungsübernahme angehalten worden und habe kaum einen Freiraum für sich selbst gehabt. Nach einem komplizierten Ablösungsprozess gelang es ihm, sich von der Familie zu trennen. Auf einer Fortbildung lernte er eine Kollegin kennen und heiratete sie. Aus der Ehe gingen zwei Kinder hervor. Die Ehefrau verunglückte als Beifahrerin bei einem Autounfall später so schwer, dass sie ihre Arbeit als Lehrerin aufgeben musste. Auf dem beruflich stark geforderten Patienten lastete nun eine zusätzliche familiäre Bürde.

Trotz des Stresses, der in seinem beruflichen und familiären Leben durchgehend eine Rolle gespielt hat, scheint der Patient seine autarke Seite lange Zeit als gesund und stark erlebt und seine sozial bedürftige und krankheitsanfällige Seite intensiv abgewehrt zu haben, zumal er sie durch seine beruflichen Erfolge und die damit verbundene Anerkennung gut kompensieren konnte. Er tendiert zu übermäßiger Verantwortungsübernahme, wobei er seine persönlichen Anlehnungsbedürfnisse zurückstellt und sich gegen ein Übermaß an äußeren Anforderungen nicht hinreichend zur Wehr setzen kann.

Bei näherer Betrachtung kann man in der Kindheitsentwicklung eine frühzeitige »progressive Abwehr« erkennen. Der Patient konnte sich bei den Eltern nie anlehnen, durfte nie »regressiv« sein und wurde als Ältester frühzeitig in die Rolle des immer leistungsbereiten, klaglos funktionierenden und nie aufbegehrenden Kindes und Jugendlichen gedrängt. Als Erwachsener hat er seine Stärke immer darin gesehen, dass er letztlich alle auftretenden Probleme in den Griff bekommt und »meistert«. Die Kehrseite seiner Fähigkeit zur Selbststeuerung zeigt sich darin, dass er im Beruf wie in der Freizeit (fast) nie entspannt, sondern ständig unruhig betriebsam ist. Da er sich in seinem Leben durchgängig auf Disziplin, Leistung, Kontrolle und Fehlervermeidung ausgerichtet hat, fällt es ihm schwer, von einer konzentrierten zu einer entspannteren, eher impressionistischen, frei schweifenden Wahrnehmung überzugehen. In den Therapiegesprächen ging es daher häufig um eine humorvolle Ausweitung des Blicks, um die Relativierung rigider Maßstäbe, um mehr Milde und Gerechtigkeit im Umgang mit sich selbst.

Rückblickend gesehen kann man in dieser dreijährigen psychodynamisch orientierten Therapie von einem »Durchbruch« sprechen. Dem Patienten ist es gelungen, einen Circulus vitiosus aus beruflichen Versagensängsten, narzisstischer Überkompensation, Daueranspannung und zwanghafter Selbstdisziplinierung, der in ein Burnout eingemündet war, zu überwinden. Er gehört zu den Patienten und Patientinnen, die lange Zeit schamvoll verleugnend und verschlossen mit ihren Problemen umgegangen sind und daher viel Zeit benötigten, um sich damit freier und ungenierter konfrontieren und sie aus größerem Abstand betrachten und relativieren zu können.

7 Ein Stufenmodell therapeutischer Selbstsorge

In diesem Kapitel möchten wir die therapeutische Selbstsorge als einen idealtypischen Prozess vorstellen (vgl. Gödde u. Zirfas, 2021). Eine »Idealtypik« verstehen wir im Sinne Max Webers (1968, S. 190ff.) als ein begriffliches Mittel, das die empirische Vielfalt von einzelnen Therapieverfahren nicht realistisch abbilden möchte, sondern das es im heuristischen Sinn erlaubt, diese Vielfalt unter systematischen Gesichtspunkten eines Verlaufs zu ordnen (Körner u. Müller, 2004, S. 147ff.). In diesem Prozessmodell unterscheiden wir fünf Stufen.

7.1 Erschütterung des Selbst durch eine Krise

Der Prozess beginnt zumeist mit einer seelischen Erschütterung, die es unmöglich macht, in der bisherigen Form weiterzuleben. Das kann sich schlicht in der Erfahrung äußern, dass man nicht mehr weiterweiß oder nicht mehr weiterkann. Diese Situation fordert eine Veränderung des Verhaltens, eine neue Gestaltung des Lebens, führt im Sinne der Sorge um sich zur Notwendigkeit einer Suche nach einer anderen Antwort. Es ist das Selbst, das in der Erschütterung infrage steht und daher gezwungen wird, sein Leben neu zu ordnen. Denn in der Erschütterung durch eine negative Erfahrung erfahre ich nicht nur etwas über irgendeine Situation oder irgendein Geschehnis, sondern ich erfahre primär etwas über mich selbst. Ich werde mit den fremden Seiten meiner selbst konfrontiert.

Im Zentrum einer psychodynamisch orientierten Psychotherapie steht die Frage, wann und wodurch eine lebensgeschichtliche Disposition in aktuellen Lebensereignissen »eine Zuspitzung erfahren hat, die das innere Gleichgewicht des Patienten so sehr belastete, dass es zur Symptombildung gekommen ist. Es muss also eine Lebenssituation nachweisbar sein, die einen neurotisch disponierten Menschen an seinem wunden Punkt berührt und dadurch seinen Kernkonflikt aktualisiert« (Rudolf, 2001, S. 17).

Dadurch kommt es zu einer Störung des psychischen Gleichgewichts, die mit Symptomen wie Schmerzen, Schlafstörungen, Ängsten oder depressiven Verstimmungen einhergeht und einen Leidensdruck erzeugt, von dem sich die Patienten nicht ohne Weiteres befreien können. Der mit Angst und Scham erlebte Mangel an Selbstwirksamkeit ist in vielen Fällen der Hauptgrund für die Aufnahme einer Psychotherapie (Gödde, 2012). Die negative Erfahrung, so lässt sich weiter folgern, kann – wenn sie positiv weiterentwickelt wird – zu einer Selbstvergegenwärtigung und zu einem Selbstbewusstsein führen. Indem ich mich mit Entfremdungserscheinungen konfrontiert sehe, kann ein Prozess in Gang kommen, der eine »Neujustierung« und Neugestaltung des Lebens einleitet.

7.2 Exploration und Experiment in der Therapie

In einem zweiten Schritt kommt es in der Therapie zu »ästhetischen Erfahrungen«, die einen Bruch mit den üblichen Wahrnehmungen markieren. Die ästhetische Erfahrung des anderen Wahrnehmens, Sehens, Beurteilens und Fühlens ist zentral für die therapeutische Situation. Der Patient macht eine ästhetische Erfahrung mit seinem Leben, wenn er es als nicht »schön« oder nicht »gelungen« empfindet und wenn es ihm bislang nicht geglückt ist, es in seinem Sinne »gestaltet« oder »stilisiert« zu haben. Diese Situation wirkt verunsichernd, enthält aber auch Momente der Versicherung, denn im therapeutischen Prozess hat der Patient die Möglichkeit, fiktive Lebensentwürfe durchzuspielen (Körner u. Müller, 2004). Er kann »frei assoziieren«, ohne sich um Konsequenzen kümmern zu müssen. Er kann explorieren und experimentieren. Insofern eröffnet die Therapie auch einen virtuellen Möglichkeitsraum (Winnicott, 1971), in dem Gewünschtes, Ersehntes und Verdrängtes ihre eigenen Wirklichkeiten und Wirkungen auf die Patientinnen und Patienten entfalten können (Gödde, 2015; Gödde u. Zirfas, 2016).

7.3 Erweiterung der Optionen und Vorbereitung einer Wahl

Im nächsten Schritt steht das Erfordernis einer Wahl zwischen Alternativen bzw. die Weichenstellung zu einem neuen Lebensentwurf im Mittelpunkt. Dabei spielen Widerstände – gerade im therapeutischen Setting – eine bedeutsame Rolle. Die Widerstände, die einen Zugang zu unbewussten Wünschen, Phantasien und Ängsten verhindern, verhindern auch das Ergreifen anderer, neuer Blickwinkel. Widerstände verweisen aber auch auf psychologische Kränkungen, die der Patient abwehrt; sie müssen erinnert, wiederholt und durchgearbeitet werden (Freud, 1914), um eine andere Lebensperspektive ergreifen zu können. Denn eine Veränderung wird zunächst als neue Gefahr behandelt, weil sie alte Ängste beschwört, Gewohnheiten außer Kraft setzt und das bisherige Leben unter einen kritischen Vorbehalt bringt.

Im therapeutischen Prozess bildet sich eine neue Lebensgestalt heraus, und zwar in Form des Durchspielens von und des Entscheidens für Möglichkeiten, womit sich eine neue Orientierung und ein neuer Halt bildet. Die Überführung in das alltägliche Leben ist dann aber noch ein gesonderter Schritt mit seinen eigenen Schwierigkeiten. Wie im Alltag, so ist in verdichteter Form im Therapieprozess eine »Psychästhetik« am Werk. Damit ist ein Prozess gemeint, »in dem sich ein Zusammenhang bildet durch Abstimmungen, Ergänzungen, Polarisierungen, Steigerungen, Einschränkungen, Verrücken, Verdichten, Verschieben. In diesem Prozess entstehen Gestalten, die sich in anderen Gestalten fortsetzen. Darin zeigen sich Ordnungen, die ›mehr‹ und ›anders‹ sind« (Pohlmann, 2015, S. 45). In unbewussten Prozessen formen sich Ahnungen einer neuen Lebensgestalt heraus.

7.4 Umsetzung in die Lebenspraxis

Im praktischen vierten Schritt geht es darum, sich im Alltag neue Formen der Selbstsorge zu erarbeiten. Lebenskunst kann man nur in der Lebenspraxis lernen. Formulieren wir mit Foucault die Idee einer Ästhetik der Existenz oder die Idee, aus seinem Leben ein Kunstwerk zu machen, dann sind damit hohe Ansprüche verknüpft, die weit über den therapeutischen Prozess hinausgehen, wie etwa: sich einen eigenen möglichst selbstbestimmten Stil zu geben oder seine eigene Singularität und Einzigartigkeit herzustellen. In der Therapie geht es darum, reflektierter zu sein, Bewertungsmuster zu ändern, Handlungsspielräume zu vergrößern, intensiver zu leben, konsequenter zu handeln und mit Rückschlägen besser zurechtzukommen. Kurz: Es geht weniger um die Kunst des Lebens als um die Arbeit am Leben. Die therapeutische Selbstsorge lässt sich aber durchaus auch als »Abenteuer« (psycho-logik, 2015) verstehen. Denn die Umsetzung kann etwa an der Dynamik in familiären Systemen scheitern oder anders verlaufen als gedacht. Umgekehrt können Veränderungen dadurch zustande kommen, dass »Lebensprobleme wie Bindung und Lösung, Liebe und Hass, Autonomie und Abhängigkeit, Unruhe und Ruhe« thematisiert werden, wobei sich diese Thematisierung als »Verrücken, Umgestalten, Abwandeln, Zuspitzen, allgemein als Modellieren« der alltäglichen Selbstsorge bestimmen lässt (Pohlmann, 2018, S. 313).

7.5 Integration in eine neue Lebensführung

Im letzten Schritt geht es dann um die Integration, um die Festigung der Selbstwertregulation, des Stehens zu sich selbst, und die Orientierung in der Welt. Der therapeutische Prozess, der oftmals Monate und Jahre dauert, macht es möglich, den Konflikt, die Ablösung, die Exploration, die Option und die Praxis immer wieder neu aufzugreifen und durchzuarbeiten. Insofern ist der hier dargestellte idealtypische Prozess nicht als lineares Fortschrittsmodell zu begreifen, sondern als ein Modell mit Rückschleifen, Umwegen und Fehlversuchen. Die *Wiederholung* der genannten Schritte erscheint deshalb zentral, weil in ihr nicht das ewig Gleiche, sondern das immer Andere zum Ausdruck kommt: Indem der Konflikt in einem späteren Stadium der Therapie wieder aufgegriffen wird, wird er *anders* aufgegriffen, und indem eine Lebensoption immer wieder bedacht wird, kommen *andere* als bislang betrachtete Aspekte in den Blick. Es ist die Wiederholung, die die Veränderung bewirkt, denn die Wiederholung verdeutlicht, dass sich der Patient selbst ändert – und damit auch seine Not. Aus der Praxis heraus ergeben sich wiederum Fragen nach Möglichkeiten und Wirklichkeiten, nach der Bewertung inhaltlicher Alternativen, nach der erneuten Festsetzung anderer, eigener Ziele, nach Möglichkeiten der Selbstvergewisserung und Selbstdarstellung, die ein Weiterlernen notwendig machen.

7.6 Ein Fallbeispiel

Die psychodynamisch orientierte Therapie mit einem dreißigjährigen Patienten fand in wöchentlichen Therapiesitzungen über einen Zeitraum von drei Jahren statt und wird hier sehr gerafft – mit Blick auf die idealtypischen Stufen – wiedergegeben.

Erschütterung: Der Patient ist als Einzelkind in einer intensiven Beziehung zur Mutter (+ 36) aufgewachsen. Der Vater (+ 39) ist ein Einzelgänger; die Familie hat einen hohen beruflichen Status. Nach dem Abitur studierte der Patient auf ausdrücklichen Wunsch seiner Eltern an einer Elite-Universität. Sein Studium hat er erfolgreich abgeschlossen und er ist seit mehreren Jahren berufstätig. Seine Therapiemotivation bringt er mit der noch bestehenden »Abhängigkeit« von den Eltern und der anstehenden Loslösung von ihnen und mit der Trennung von seiner Ex-Partnerin, die er mit 25 Jahren kennengelernt habe, in Verbindung. Vor allem leidet er unter einer mit Antriebshemmungen, Selbstzweifeln bis hin zum Selbsthass und anhaltender Verstimmtheit einhergehenden Depression. Er benennt als sein Hauptproblem das fehlende Vermögen, ein stärkeres Selbst- und Selbstwertgefühl zu entwickeln.

Exploration und Experiment: In der ersten Therapiephase lernt der Patient die seiner »larvierten« Depressivität zugrunde liegenden Strukturierungsprobleme und die seinem Selbstschutz dienenden Abwehrmechanismen wie Verdrängung, Ausweichen, Ablenken und teilweise auch Verleugnen der Realität wahrzunehmen. Ihm wird klar, dass er aufgrund des ausgeprägten Gestaltungswillens der Mutter ein hohes Maß an Fremdbestimmung erlebt und aufgrund der narzisstischen Erwartungen beider Eltern hohe Idealmaßstäbe verinnerlicht hat.

Optionen: In der Therapie wird ihm bewusst, dass seine noch akuten Probleme mit Selbstkritik bis hin zu Anflügen von Selbstverachtung nicht nur mit seiner intrapsychischen Spannung zwischen narzisstischen Bedürfnissen und Ich-Ideal, sondern auch mit der interpersonellen Konfliktdynamik in der Beziehung zu den Eltern in Verbindung stehen. Ein intensiver affektiver Loslösungsprozess von den Eltern kommt in Gang. Parallel dazu setzt sich der Patient mit seinen Gefühlen zu seiner Freundin auseinander, um sich für eine Wahl pro oder contra Partnerschaft vorzubereiten. Er beginnt wieder zu spüren, wie gut sie ihm tut, dass er im Zusammensein mit ihr »sehr natürlich« und »er selbst« sein kann. Im Weiteren kann er sich nun klar zu ihr bekennen und sich auf eine langfristige Perspektive mit ihr einstellen.

Umsetzung: Dem Patienten fällt auf, dass er einen ehrgeizigen Lebensentwurf hat, aber wenig Ehrgeiz, um die kleinen Schritte zu erledigen. Er macht sich sein Leben durch eine »Strukturierungsabwehr« schwer. Er spürt, dass er sich in seiner Arbeitshaltung umstellen muss: weg von den »großen Rosinen« hin zu den »kleinen Brötchen« und zurück zum Status des »Learners«, der sich »schlicht und bescheiden« mit seinen Wissens- und Könnenslücken konfrontiert. In dieser Zeit beginnt er sich mit konkreten Alternativen zu seinem jetzigen Berufsfeld zu beschäftigen.

Integration: Insgesamt kann der Patient am Ende der Therapie mit seiner Selbstwertproblematik wesentlich besser umgehen als früher. Er hat gelernt, »mit der eigenen DNA zu leben«. Er weiß, dass er nicht alles verändern kann, sondern nach Möglichkeiten suchen muss, »die eigenen Qualitäten auszuleben«. Er konzentriert sich auf die Bereiche, die er gut kann, und findet darin seine »Erfüllung«: Und das ist ihm in den letzten Jahren, vor allem bei seinen beruflichen Projekten und in der Beziehung zu seiner Partnerin schon recht gut geglückt.

Einige Jahre nach der Therapie äußert sich der Patient in einem Katamnesegespräch dahingehend, dass die therapeutische Erfahrung ihm einen neuen Ton, eine andere Stimme, mehr Bestätigung und Ermutigung vermittelt habe. Er habe auch feststellen können, dass die Stimme der Partnerin ihm guttue, ihre Zuversicht und ihr Pragmatismus ihn zum Handeln motivieren. Könne er jetzt ganz anders mit sich selbst sprechen und umgehen, in einem anderen Ton, einer anderen Farbe, so sei das im Wesentlichen eine andere Sprache als die, die ihm von seiner Mutter eingeflößt worden sei. Er scheint seine »eigene Stimme« (Cavell, 2002) gefunden zu haben.

8 »Implizite Konzepte« der Selbstsorge in der psychodynamischen Psychotherapie

Eine für die Therapiepraxis und -forschung naheliegende Frage bezieht sich darauf, wie sich die praktizierte Lebenskunst des Therapeuten auf die therapeutische Beziehung und den Patienten auswirkt, und darüber hinaus, ob »die Lebenskunst des jeweiligen Therapeuten eine mindestens genauso große, wenn nicht sogar wichtigere Rolle im Umgang mit seinen Patienten als alles Wissen um die richtige Therapieform« spielt (Mertens, 2014, S. 152). Wir gehen davon aus, dass *implizite* Lebensphilosophien als Konzepte, Wertungen, Weltbilder – oft unreflektiert oder sogar betont verleugnet – in die Beziehungsgestaltung zwischen Therapeuten und Patienten hineinwirken.

War diese Thematik lange Zeit ein Tabuthema, so wird ihr heute eine »höchst wichtige Funktion für kreative Innovationen« zuerkannt, denn sie gibt Aufschluss über das, was in der therapeutischen Praxis wirklich geschieht, und ermöglicht es, wichtige Teilelemente des inneren Theorie- und Arbeitsmodells des jeweiligen Therapeuten »durch Rückschlüsse aus dem Verlauf konkreter analytischer Interaktionen« zu erschließen (Bohleber, 2007, S. 835). Die implizite Anreicherung expliziter mit privaten Theorien verschafft dem therapeutischen Handeln eine individuelle Färbung und damit eine Authentizität, die ihrerseits therapeutische Wirkung hat.

Im Folgenden vergleichen wir die therapeutischen Haltungen verschiedener psychodynamisch orientierter Therapeutinnen und Therapeuten, die bestimmte Therapierichtungen repräsentieren, und untersuchen sie auf die darin enthaltenen impliziten Selbstsorgekonzepte hin (vgl. Gödde u. Zirfas, 2016, Kap. 5; Vogel, 2013). Unter »therapeutischer Haltung« sind alle Gefühle, Denk- und Verhaltensweisen des Therapeuten gegenüber dem Patienten zu verstehen, die er in die therapeutische Beziehung einbringt und die sich auf den Patienten und den therapeutischen Prozess auswirken.

8.1 Sigmund Freud

Im Rahmen der klassischen Behandlungstechnik haben zwei Haltungen besondere Aufmerksamkeit erlangt: die der »Abstinenz« und die der »gleichschwebenden Aufmerksamkeit« (Freud, 1912). Was die Abstinenzhaltung anlangt, kann man bezogen auf die Analyse von Trieb und Abwehr einen beobachtenden Anteil und bezogen auf die Analyse der Objektbeziehungen einen teilnehmenden Anteil unterscheiden (Dantlgraber, 2015). Freud hat die »klassische Einsichtstherapie« der Psychoanalyse begründet und dabei den beobachtenden Anteil an der therapeutischen Haltung herausgestellt, obwohl er in praxi durchaus ein teilnehmender Analytiker war. In den Worten Walter Bräutigams: »Das therapeutische Über-Ich Freuds und der nächsten Analytiker-Generation hat sich an den von ihm vertretenen ›negativen‹ Anweisungen zur Behandlungs-Technik orientiert und nicht an seinem persönlichen Vorbild und seinem tatsächlichen therapeutischen Verhalten« (1983, S. 126). In dieser Haltung wird Selbstsorge vor allem mit *stoischer Abstinenz und Disziplin,* aber auch mit Sensibilität und Genauigkeit und schließlich mit Sublimierung in Verbindung gebracht.

8.2 Sándor Ferenczi

Das von Ferenczi begründete Therapiemodell, für das eine sehr zugewandte und empathisch-verstehende Haltung charakteristisch ist, entwickelte sich aus einer Gegenidentifizierung zu Freuds Abstinenzhaltung (Ferenczi u. Rank, 1924/1996). Damit hat Ferenczi die Weichen für eine zunächst kaum für möglich gehaltene Erweiterung des Indikationsbereichs für psychodynamische Therapien gestellt. Als er mit seinen Experimenten von einer relaxierenden und neokathartischen Therapie in eine »mutuelle Analyse« überging, hat er allerdings den Bogen überspannt und eine Art »Helfersyndrom« (Schmidbauer) produziert, das letztlich ähnlich einseitig war wie Freuds »paternalistische Vernunfttherapie«: Er »war zu sehr die Mutter, er hüllte die Patienten zu sehr in seine verwöhnende Liebe ein, das Ausmaß von Zärtlichkeit, das er spendete, war zu groß« (Gysling, 1995, S. 74). Ferenczi propagierte damit gegenüber Freud eine Position der *Selbstlosigkeit,* eine Selbstverschwendung, die sich in die Tradition der christlichen *caritas* einordnen lässt, die die Selbstsorge als Sorge für den Anderen konzipiert hat.

8.3 Michael Balint

Balint nahm eine mittlere Position zwischen Freuds und Ferenczis Haltung ein, obwohl er Ferenczi persönlich und fachlich weitaus näherstand. Gut strukturierte Patienten behandelte er mit Freuds übertragungs- und deutungszentrierter Behandlungstechnik, Patienten mit eher gering integrierter Persönlichkeit mit Ferenczis haltgebender und ichstabilisierender Therapiemethode. In solchen Fällen nahm er die Position eines »unaufdringlichen« Analytikers ein und orientierte sich an dem Leitprinzip, »alle nicht unbedingt notwendigen Eingriffe zu unterlassen […], da sie fast immer als unbegründete Forderung, als Angriff, Kritik, Verführung oder Stimulierung empfunden werden« (Balint, 1968/1972, S. 218 f.). Bei ihm und Winnicott kann man mit guten Gründen von einer gelungenen Synthese im Anschluss an Freuds These und Ferenczis Antithese sprechen. Beide lassen sich in die Tradition *epikureischer* Modelle einordnen, die sowohl die Arbeit an sich selbst (Askese), aber auch die Freude am Leben (hedone) betonen.

8.4 Theodor Reik

Reik hat sich weniger mit dem Thema der Abstinenzhaltung als dem der Haltung gleichschwebender Aufmerksamkeit beschäftigt. Er gehört zu den ersten Analytikern, die den Einfluss der Therapeutenpersönlichkeit auf den therapeutischen Prozess nachdrücklich unterstrichen haben (Reik, 1948). Sein Fokus war einerseits auf Empathie und Intuition als Basiskompetenzen gerichtet, andererseits betonte er immer wieder, wie wichtig eine kontinuierliche *Selbstanalyse* des Therapeuten sei, und ging – wie Freud bei der Offenlegung seiner Träume in der »Traumdeutung« – mit gutem Beispiel voran. Bei ihm werden Fragen der Lebensführung und Selbstsorge sowohl des Patienten als auch des Therapeuten in aller Offenheit angesprochen und zur Diskussion gestellt. Trotz seines wichtigen Beitrags zur Konzeption der Gegenübertragung (vgl. Gysling, 1995, S. 171 ff.) besteht heute weithin Einigkeit darüber, dass er den *persönlichen Pol* der therapeutischen Haltung zu Lasten des technischen und wissenschaftlichen Pols überbewertet hat.

8.5 Ralf Zwiebel

Nach Zwiebel muss das Spannungsfeld zwischen persönlichem und technischem Pol in einer oszillierenden Spannung gehalten werden, um dem Verstehen der unbewussten Dynamik des Patienten oder der Patientin gerecht zu werden: Einerseits sucht der Therapeut in asketischer Manier seine in der therapeutischen Beziehung auftretenden libidinösen, aggressiven und narzisstischen Bedürfnisse zu überwinden, damit sein Erkenntnisprozess möglichst ungestört verläuft; andererseits soll er seine Wünsche, Absichten und Erinnerungen nicht kontrollieren, sondern zulassen, um sich offen und reflexiv mit ihnen auseinandersetzen zu können. Zwiebel plädiert dafür, »eine ichzentrierte Haltung aufzugeben, also das Heilen-Wollen, Verstehen-Wollen oder den Wunsch, ein besonders guter Analytiker zu sein, immer wieder zu suspendieren, um für den Patienten und für sich selbst einen kreativen Spielraum zu eröffnen, in dem eine wirklich neue, verändernde und befreiende Erfahrung gemacht werden kann« (2013, S. 89). In der Eröffnung *kreativer Spielräume* der Exploration und des Experiments lassen sich unschwer Zusammenhänge zu den Selbstsorgekonzepten von Nietzsche, Foucault und Schmid ausmachen.

8.6 Stavros Mentzos

Mentzos verkörpert eine empathische Therapiehaltung, die von ihrer Ausrichtung und ihrem Stil her stark an Balints Therapeutik erinnert. Schon in einer frühen Phase seiner therapeutischen Arbeit hat Mentzos als Leitmotiv formuliert: »Psychische Störungen oder Defizite, die durch mißglückte oder fehlende Beziehungen entstanden sind, können nur innerhalb einer Beziehung wiederhergestellt oder nachgeholt werden« (1982/1986, S. 267). Die große Schwierigkeit bestehe »in der Kunst, die erforderliche Distanz und Abstinenzhaltung mit einer den Patienten tragenden, ihn ermutigenden und ihm das Gefühl des Verstandenwerdens gebenden Haltung und Atmosphäre zu kombinieren« (S. 277). Selbstsorge lässt sich insofern als Beziehungspflege verstehen, die den Anderen im Selbstbezug und die das Selbst im Bezug zum Anderen mitdenkt. Selbstsorge lässt sich nur in *Wechselwirkung mit der Sorge um den Anderen* entwickeln.

8.7 Irvin Yalom

Auch Yalom betont den Vorrang der *therapeutischen Beziehung*, von ihm »Prozess« genannt, vor der inhaltlichen Auseinandersetzung mit bestimmten Konflikten. Seine Leitidee lautet: »*Die Therapie sollte sich nie an der Theorie, sondern an der Beziehung ausrichten*« (Yalom, 2002, S. 10). Für ihn sei »nichts wichtiger als die ständige Pflege meiner Beziehung zu dem Patienten, und ich achte sorgfältig auf jede Nuance bei unseren Begegnungen« (S. 26). Im Hinblick auf seine eigene therapeutische Haltung schreibt er: »Meine Interventionen repräsentieren meine persönliche Perspektive und meine Versuche, in meinem Innern meinen eigenen Stil und meine eigene Stimme zu finden« (S. 14). – Und Foucault formuliert: »Der Andere ist in der Praxis des Selbst unerlässlich, damit die Form, die diese Praxis definiert, tatsächlich ihr Objekt erreicht, sich mit dem Objekt füllt, d. h. mit dem Selbst. Der Andere ist unerlässlich, damit die Praxis des Selbst zu dem von ihr anvisierten Selbst gelangt« (1985/1993, S. 40).

Aus diesem Vergleich lässt sich der Schluss ziehen, dass in die psychodynamischen Arbeitsmodelle und Grundhaltungen wie etwa die des präsenten, des wünschenden, des träumenden und des bezogenen Analytikers (Zwiebel, 2013) stets implizite Konzepte der Selbstsorge wie die der besonnenen Selbstzurücknahme, der emotionalen Offenheit und Aufrichtigkeit, der wohlwollenden Empathie, der Natürlichkeit oder der Leidenschaft der Erkenntnis eingehen.

9 Ernstnehmen der Selbstsorge beim Psychotherapeuten

Im Rahmen des psychodynamischen Therapieverfahrens ist man sich weitgehend darüber einig, dass die Individualität der Therapeutinnen und Therapeuten ein wichtiger Faktor im therapeutischen Prozess ist, dass sie sich an einem überhöhten Therapeutenideal messen sollten und dass sie nicht nur die Pflege und Heilung der Patienten, sondern auch ihre eigene Gesundheit und ihr Wohlergehen im Blick haben müssen.

Auch wir Therapeuten »tun uns mit unserem Selbst schwer«, äußert der Neurowissenschaftler und Psychotherapeut Joachim Bauer, »sei es, dass es uns zu klein oder unbedeutend vorkommt, sei es, dass wir seine Vergänglichkeit nicht hinnehmen wollen, oder sei es, dass wir im inneren Unfrieden leben, in uns agierende Selbst-Teilstücke sich untereinander nicht vertragen oder die Grundstimmung erzeugen, wir seien schlecht« (2019, S. 197).

Das Ernstnehmen der eigenen Selbstsorge steht daher im wohlverstandenen Eigeninteresse der Therapeuten, denn nur wenn es ihnen selbst gut geht, haben sie genügend inneren Freiraum und Seelenruhe, um sich empathisch und reflektierend auf die Patientinnen und Patienten einstellen zu können. Über diesen Zusammenhang sind sich die Therapeuten zwar theoretisch durchaus im Klaren; in praxi legen sie aber oft andere – nicht empathische und auf ihr Selbst Rücksicht nehmende, sondern skeptische und ihr Selbst vernachlässigende – Maßstäbe an sich an.

»Selbstfürsorge läuft der fest verwurzelten Vorstellung zuwider, dass ›wir für die Klienten da sind‹ und ›die Klienten immer an erster Stelle stehen‹ müssen. Das ist verständlich und richtig. Das scheinbare

Paradox löst sich auf, sobald wir anerkennen, dass die Selbstfürsorge der Psychotherapeuten eine *entscheidende Voraussetzung* für die Versorgung der Patienten ist« (Norcross u. Guy Jr., 2007/2010, S. 206).

9.1 Selbstsorge in der therapeutischen Praxis

Im therapeutischen Prozess haben Psychotherapeuten zunächst zwei Aufgaben vor sich: zum einen, die Patienten in ihrer unbewussten Konflikt- und Strukturdynamik zu verstehen, und zum andern, ihnen ihre Erkenntnisse so zu vermitteln, dass sie eine verändernde Wirkung haben. Das Verstehen setzt voraus, dass sie die Mitteilungen der Patienten möglichst genau aufnehmen und quasi mit einem »dritten Ohr« (Reik) die unbewussten Bedeutungen heraushören.

Gleichschwebende Aufmerksamkeit als Grundhaltung

Dem Therapeuten empfahl Freud, »alles ihm Mitgeteilte für die Zwecke der Deutung, der Erkennung des verborgenen Unbewußten zu verwerten, ohne die vom Kranken gegebene Auswahl durch eine eigene Zensur zu ersetzen« (1912, S. 381). Mit der *gleichschwebenden Aufmerksamkeit* sprach er strukturelle Momente einer therapeutischen Haltung an, die der Muße nahestehen. *Muße* bedeutet: Abstandnehmen von den Sorgen und Verstrickungen des Alltags, kontemplatives Versenken in die Gegenstände und Entspannung, die uns auf uns selbst und die Welt hin gespannt sein lässt. Der Muße geht es nicht in erster Linie um Wahrheit, Zweck oder Nutzen, sondern um Offenheit, Gelassenheit und spielerischen Umgang mit der Realität (vgl. Gödde u. Zirfas, 2007). Muße als eine zentrale Dimension der gleichschwebenden Aufmerksamkeit ist eine ästhetische Haltung zwischen den Polen von Gelassenheit und Engagement. Natürlich kann kein Therapeut der Welt alles, was in einer Therapie auf ihn einstürmt, »gleichmäßig in der Schwebe« halten. Seine Aufmerksamkeit muss sich immer wieder auf dem jeweiligen Fokus »niederlassen«. Und doch ermöglicht die Haltung der gleichschwebenden Aufmerksamkeit dem Therapeuten eine relativ unangestrengte Präsenz, in der er sich nicht unter Zeitdruck und Leistungszwang fühlen muss. In diesem Zustand kann er spielerisch tätig werden, das heißt einen Raum schaffen, in dem Kontingenz, Ungeplantes und Ambivalentes Platz haben können. In diesem »intermediären Raum« zwischen Aktivität und Passivität, Bewusstem und Unbewusstem werden Entwicklungen der Selbstsorge des Patienten wie des Therapeuten möglich. In diesem Sinn lässt sich die Psychotherapie (etwa mit Winnicott) als ein Verfahren verstehen, in dem zwei Menschen miteinander »spielen«.

Sich einlassen und Grenzen ziehen in der therapeutischen Beziehung

Auch wenn der Therapeut in erster Linie die Rolle eines Mittlers innehat, der sich als Zuhörer, Gesprächspartner und Interpret auf den Patienten einstellt, ist er doch in hohem Maße emotional beteiligt, sodass das therapeutische Zusammenspiel auch ihn in seiner persönlichen Entwicklung fördern und heilsam wirken oder aber belasten und krank machen kann. In der Anfangsphase der Therapie sucht er den Patienten an sich zu »attachieren« (Freud, 1913, S. 473), und er bemüht sich um ein empathisches Verstehen, wobei er identifikatorisch erst einmal die Perspektive des Patienten oder der Patientin einzunehmen sucht. Im weiteren Therapieverlauf wird er zunehmend stärker in eine Übertragungs-Gegenübertragungs-Dynamik verstrickt. Dabei ist wesentlich, dass er ganz erlebnisnah, ganz im Hier und Jetzt, ganz in der »Hitze der Übertragung« arbeitet. Um einer »Überhitzung« der therapeutischen Beziehung zu entgehen, muss »Offenheit bestehen für schmerzliche Gefühle und gleichzeitig ein Minimum an selbstschützender Distanz eingehalten werden« (Norcross u. Guy Jr., 2007/2010, S. 77).

Für die Selbstsorge von Therapeuten ist es von elementarer Bedeutung, sich durch klare Grenzziehungen gegenüber den Patienten zu behaupten, um die für die therapeutische Arbeit notwendige Ruhe und Distanz zu bewahren. Dazu gehört es, Nein sagen zu können, aber auch den Patienten auf seine Mitverantwortung für das

Gelingen der Therapie anzusprechen. »Psychotherapeuten, denen es schwerfällt, vernünftige Grenzen zu setzen, werden fast mit Sicherheit Schwierigkeiten haben, [ihr Angestrengtsein] in der Praxis zu lassen« (Norcross u. Guy Jr., 2007/2010, S. 129).

Das Eigenleben bewahren

Nicht wenige Therapeutinnen und Therapeuten konzentrieren sich übermäßig auf die Probleme der Patienten und vernachlässigen dabei die Gestaltung des eigenen Lebens, sodass man von einem »vikariierenden« Leben sprechen kann: Sie suchen durch ihre Patienten zu leben und gehen nicht selten so weit, dass die Sorge um sie zu ihrem Hauptlebensinhalt, ja zu einer Art Lebensersatz werden kann. Ein Therapeut formuliert die Gefahr, das Eigenleben zu vernachlässigen, mit den Worten: »Als Therapeuten sehen wir immer die anderen im Mittelpunkt. Wir sollen der Spiegel sein, der ihnen zeigt, wer sie wirklich sind. Wenn wir den ganzen Tag diese Haltung einnehmen, lässt uns dies nur wenig Raum, um zu erkennen, wer wir wirklich sind, was wir empfinden und was für uns wichtig ist« (Norcross u. Guy Jr., 2007/2010, S. 179).

Die Kehrseite dieses Überengagements ist der Verlust eines eigenen leidenschaftlichen Lebens. Damit ist das Risiko des »Helfersyndroms« verbunden, das Wolfgang Schmidbauer in seinem Bestseller »Die hilflosen Helfer« (1977) eindrücklich beschrieben hat. In eine ähnliche Richtung geht Adolf Guggenbühl-Craigs Warnung vor Selbstüberforderung in seinem Buch »Macht als Gefahr beim Helfen« (1978). Der Therapeut sehe immer wieder, »wie die Problematik des Patienten seine eigene Problematik konstelliert und umgekehrt und arbeitet deshalb offen nicht nur am Patienten, sondern auch an sich. Er bleibt selber auch dauernd Patient. Aber leider geschieht es doch immer noch allzu oft, daß dem nicht so ist, daß der Analytiker mehr und mehr in die Rolle des ›Nur Heilers‹, des falschen Propheten und unbewußten Scharlatans verfällt« (Guggenbühl Craig, 1978, S. 89).

Therapeuten, die allzu sehr um ihre Patienten kreisen, fällt es schwer, ihnen Freiräume für eigene Reflexionen und Entscheidungen zuzugestehen. Statt ihre Interventionen auf eine »vorausspringende Fürsorge« (Heidegger) auszurichten, bedienen sie sich einer »einspringenden Fürsorge«, indem sie den Patienten und Patientinnen die nötige Eigenverantwortung abnehmen und selbst die Regie an sich reißen.

Selbstanalyse als Erkenntnisinstrument und Selbstschutz

Der Wunsch, den Patienten aus seinen krankhaften Verstrickungen zu befreien, ist eine grundlegende Motivation für jeden Therapeuten. Aber, wie Freud einwandte, »hat der Kranke nicht viel davon, wenn das therapeutische Interesse beim Arzt affektiv überbetont ist« (Freud, 1927, S. 291). Deshalb bedarf es notwendig einer Ausbalancierung durch die Einhaltung einer professionellen Distanz. Der Erkenntnisprozess des Therapeuten hängt in entscheidendem Maß davon ab, wie weit er Zugang zu seinen eigenen unbewussten Motiven, Abwehrtendenzen, Affekten und Phantasien findet. Das Dilemma ist nur: Wie erwirbt ein Mensch die beschriebenen Fähigkeiten und Motivationen? Wie wird er den hohen Anforderungen des Therapeutenberufs gerecht? Dass Therapeutinnen und Therapeuten im Rahmen der eigenen Selbstanalyse, auch im Rahmen von Lehrtherapien, Selbsterfahrungs- und Supervisionsgruppen »an sich arbeiten« und »auf sich achten« müssen, liegt auf der Hand. Orientieren wir uns an dem, was Freud zu diesem Problem gesagt hat:

»Daß der zukünftige Analytiker ein vollkommener Mensch sei, ehe er sich mit der Analyse beschäftigt hat, also daß nur Personen von so hoher und so seltener Vollendung sich diesem Beruf zuwenden, kann man offenbar nicht verlangen. Wo und wie soll aber der Ärmste sich jene ideale Eignung erwerben, die er in seinem Berufe brauchen wird? Die Antwort wird lauten: in der Eigenanalyse, mit der seine Vorbereitung für seine zukünftige Tätigkeit beginnt. [...] Dies allein würde als Unterweisung nicht ausreichen, aber man rechnet darauf, daß die in der Eigenanalyse erhaltenen Anregungen mit deren Aufhören nicht zu Ende kommen, daß die Prozesse der Ichumarbeitung sich spontan beim Analysierten fortsetzen und alle weiteren Erfahrungen in dem neu erworbenen Sinn verwenden werden« (Freud, 1937, S. 94).

9.2 Selbstsorge in der alltäglichen und sozialen Lebensgestaltung

Für eine zugleich stabilisierende und stimulierende Selbstsorge der Therapeuten ist maßgeblich, dass sie ihr »Selbst« in der therapeutischen Beziehung entfalten, ihren individuellen »Rhythmus« und auf diese Weise eine »Mitte« bzw. ein »Maß« finden, das ihrer Persönlichkeit entspricht. Wenn ihnen das in ihrer beruflichen Sphäre gelingt, können sie therapeutische Krisen ohne dauernde Beeinträchtigung durchstehen (»Resilienz«) und im Zusammenspiel mit dem Patienten therapeutisch wirksame »Resonanzen« hervorrufen. Die Realisierung der Selbstsorge in der therapeutischen Praxis ist aber nur die eine Seite der Medaille. Die andere ist, dass Therapeutinnen und Therapeuten angesichts der Risiken ihres Berufs in ausreichendem Maße Gegengewichte, Ausgleichs- und Resonanzmöglichkeiten außerhalb der therapeutischen Arbeit benötigen, um offen und lebendig zu bleiben.

Gegengewichte und Ausgleichsmöglichkeiten

Das Zusammenspiel mit Patienten im Rahmen der psychotherapeutischen Arbeit bietet für die Therapeuten viele Momente der Bereicherung: »Die Arbeit bringt Abwechslung und Leben, macht Freude, ist sinnvoll, lässt uns innerlich wachsen und echtes Engagement entstehen, sowohl für unsere Patienten als auch für uns selbst« (Norcross u. Guy Jr., 2007/2010, S. 41). Der Therapeutenberuf führt aber – unvermeidlich – auch zu spezifischen Belastungen, insbesondere im Umgang mit schwer depressiven, angstbesetzten, traumatisierten und suizidalen Patientinnen und Patienten. Daher braucht jeder Therapeut Gegengewichte wie körperliche Betätigung, Entspannung und Erholung sowie Ablenkung, kulturelle Anregungen und geistige Stimulanzien, um am Ende eines intensiven Therapietags die Praxis »hinter sich lassen« zu können. Zu diesem Kontext nahm ein Therapeut wie folgt Stellung: »Andere berufliche Tätigkeiten, wie etwa Unterricht und Schreiben, helfen dabei, den Stress der therapeutischen Arbeit zu verringern. Das geschieht dadurch, dass es mir hilft, Abstand vom Therapie-Prozess zu gewinnen und das Bild als Ganzes zu sehen. Es nimmt den Druck, sofort etwas wegen eines dringenden Problems unternehmen zu müssen. Und weitere berufliche Tätigkeiten helfen mir dabei, meine Gedanken zu ordnen« (Norcross u. Guy Jr., 2007/2010, S. 251).

Bei solchen Ausgleichsbemühungen geht es oft um ein regenerierendes Alleinsein oder eine innere Einkehr. Beliebte Mittel dazu sind Musik, Filme oder Lektüre, es sich beispielsweise in einem bequemen Sessel gemütlich zu machen und sich durch ein gutes Buch in eine »andere Welt« versetzen zu lassen. Gerade die ästhetischen und die sportlichen Spiele sind für Therapeuten sowohl für ihre Selbstsorge im Alltäglichen, aber auch für die im Beruf von großer Bedeutung.

Pausen, Urlaub und körperliche Betätigung

Für das Selbst sorgen heißt auch für den Körper sorgen. Obwohl Therapeutinnen und Therapeuten wissen, wie wichtig ausreichender Schlaf, Ruhe, gesunde Ernährung, Bewegung, Sport und menschlicher Kontakt für sie sind, gönnen sich viele von ihnen nicht genügend Pausen, Urlaub, Reisen und Zeit für körperliche Betätigung. In diesem Kontext sei an Nietzsches Orientierung am Leitfaden des Leibes erinnert. »Hinter deinen Gedanken und Gefühlen, mein Bruder, steht ein mächtiger Gebieter, ein unbekannter Weiser – der heisst Selbst«, schreibt er in »Also sprach Zarathustra«, um dann hinzuzufügen: »In deinem Leibe wohnt er, dein Leib ist er« (Nietzsche, 1884/1980, S. 40). In der Formulierung »im Leibe wohnen« kommt zum Ausdruck, dass der Leib die eigentliche Ruhestätte und Heimat des Menschen ist. Daher weist Nietzsche dem Leib eine Vorrangstellung im Verhältnis zu Seele und Geist zu: »Leib bin ich ganz und gar, und nichts außerdem; und Seele ist nur ein Wort für ein Etwas am Leibe.« Und weiter heißt es: »Werkzeug deines Leibes ist auch deine kleine Vernunft, mein Bruder, die du ›Geist‹ nennst, ein kleines Werk- und Spielzeug deiner großen Vernunft« (S. 39). Mit diesen Worten plädiert Nietzsche dafür, dass das leibhaftige Leben der Ansatzpunkt jeder Selbstsorge sein müsse.

Sich einen sozialen Resonanzraum schaffen

»Unser Selbst ist unauflöslich verbunden mit dem Du und, mehr als uns das bewusst ist, immer auch ein Wir«, schreibt Joachim Bauer (2019, S. 8). Damit wir einen guten Kontakt zu unserem Selbst herstellen können, müssen zwei Voraussetzungen erfüllt sein: »einerseits, dass wir unsere Identität bewahren und nichts in uns hineindrücken lassen, was sich nicht als mit uns kongruent anfühlt; andererseits, dass wir durchlässig bleiben, eigene Haltungen und Werturteile in Frage stellen und uns von anderen Menschen inspirieren und verändern lassen« (S. 9).

Da die therapeutischen Beziehungen ein großer Resonanzraum sind, der auch belastend und kräftezehrend ist, wäre es fatal, wenn sich der Therapeut, die Therapeutin nicht noch andere Resonanzsphären außerhalb der Praxis – ein Netzwerk fördernder Beziehungen – aufbauen würde: »Ebenso wie eine enge therapeutische Beziehung etwas von unseren inneren Ressourcen abziehen kann, kann sich im Kontext von für uns wertvollen Beziehungen aber auch eine Wiederherstellung dieser Ressourcen ergeben« (Norcross u. Guy Jr., 2007/2010, S. 105). Dies gilt für therapeutische Kollegen und Mitarbeiter, aber mehr noch für familiäre Beziehungen und Freunde aus anderen Berufen, denn sie dienen als Bezugspunkte für die »andere« Welt, der wir angehören.

Plädoyer für einen polyfonen Denkstil

In seinem Roman »Das vollkommene Leben. Vier Meditationen über das Glück« plädiert der Philosoph Michael Hampe (2009) für einen perspektivischen und liberalen Denkstil, den wir auch für Therapeutinnen und Therapeuten, die in ihrem Berufsalltag viel mit der

Einschätzung und Bewertung menschlicher Einstellungen und Verhaltensweisen zu tun haben, als geeignet und wertvoll ansehen.

Die Hauptfigur des Romans namens Gabriel Kolk lehnt das »Haben« oder »Vertreten« von Standpunkten prinzipiell ab, denn das würde seine »Fähigkeit schwächen, das Leben und die Welt wahrhaftig zu betrachten und zu beschreiben« (Hampe, 2009, S. 250). Nicht dass es Kolk schwerfiele, Standpunkte zu beziehen und sich mit eigener Stimme gegenüber Andersdenkenden zu vertreten, aber er strebt dezidiert nach *Standpunktlosigkeit,* die ihm »ein ständiger Grund zur Heiterkeit ist« (S. 252). Ihm geht es leidenschaftlich um eine Inszenierung verschiedener Stimmen – eine *polyfone* Erkenntnishaltung.

Um eine Polyfonie ins Leben zu rufen, bedarf es nach Hampe einer *Kunst der Beschreibung.* Sie »*präpariert* an dem Beschriebenen Merkmale und Strukturen heraus« und führt »zu einer eigenen *Prägnanz der Erfahrung,* die anders als die Erklärung nicht das eine auf das andere zurückführt und so die Komplexitäten der Wirklichkeit immer weiter vereinfacht« (S. 259). Dadurch lassen sich der Blick und die Artikulationsfähigkeit für individuelle Unterschiede schärfen. Wer dazu nicht fähig ist, leidet »entweder unter der Fremdheit der anderen oder unter der Unwahrheit, mit der er sich selbst und die anderen als ›im Grunde‹ Gleiche erscheinen lassen will«. Dann bleibt ihm nur die Möglichkeit, die individuellen Unterschiede als Fehler zu bekämpfen oder als eine irrtümliche Wahrnehmung zu unterdrücken, sodass »entweder die eigene Stimme oder die der anderen als unakzeptabel angesehen wird« (S. 261).

Wenn Kolk sich auf einen Standpunkt der Standpunktlosigkeit stellt, so verzichtet er auf das Einnehmen einer »richtigen« theoretischen Position gegenüber der Welt. Was Therapeuten und Therapeutinnen aus dieser Haltung lernen könnten, ist eine Weltorientierung, die sich mit den Individuen und ihren Verschiedenheiten nicht in einem diagnostisch fixierenden, pathologisierenden und stigmatisierenden oder in einem unbeteiligten, laxen und permissiven Sinne auseinandersetzt, sondern im Sinne eines kritisch differenzierenden und toleranten Pluralismus. Dabei geht es um dreierlei: nicht von einem Standpunkt aus zu urteilen, den Kontext einer Problemstellung in verschiedenen Richtungen zu erforschen und Anschlüsse an andere Diskurse in der Philosophie, den Humanwissenschaften und den therapeutischen Richtungen zu suchen.

Literatur

Ach, J. S., Pollmann, A. (Hrsg.) (2006). No body is perfect. Baumaßnahmen am menschlichen Körper – bioethische und ästhetische Aufrisse. Bielefeld: transcript.

Adorno, T. W. (1951/1979). Minima Moralia. Reflexionen aus dem beschädigten Leben. Frankfurt a. M.: Suhrkamp.

Balint, A. (1936). Handhabung der Übertragung aufgrund der Ferenczischen Versuche. Internationale Zeitschrift für Psychoanalyse, 22, 47–58.

Balint, M. (1968/1972). Therapeutische Aspekte der Regression. Beitrag zur psychologischen Typenlehre. Reinbek: Rowohlt.

Bauer, J. (2019). Wie wir werden, wer wir sind. Die Entstehung des menschlichen Selbst durch Resonanz. München: Blessing.

Böhme, G. (2008). Invasive Technisierung. Technikphilosophie und Technikkritik. Klosterdingen: Die graue Edition.

Bohleber, W. (2007). Editorial: Psychoanalytiker bei der Arbeit – ihre Praxis, ihre Theorien. Psyche – Zeitschrift für Psychoanalyse und ihre Anwendungen, 61 (9/10), 831–836.

Bräutigam, W. (1983). Beziehung und Übertragung in Freuds Behandlungen und Schriften. Psyche – Zeitschrift für Psychoanalyse und ihre Anwendungen, 37, 116–129.

Brandstetter, G., Buchholz, M. B., Hamburger, A., Wulf, C. (Hrsg.) (2018). Balance – Rhythmus – Resonanz. Paragrana. Internationale Zeitschrift für Historische Anthropologie, 27 (1).

Brenner, A., Zirfas, J. (2002). Lexikon der Lebenskunst. Leipzig: Reclam.

Breyer, T., Buchholz, M. B., Hamburger, A., Pfänder, S., Schumann, E. (Hrsg.) (2017). Resonanz – Rhythmus – Synchronisierung. Interaktionen in Alltag, Therapie und Kunst. Bielefeld: transcript.

Buchholz, M. B. (2018). Momente und ihre Menschen. In G. Brandstetter, M. B. Buchholz, A. Hamburger, C. Wulf (Hrsg.), Balance – Rhythmus – Resonanz. Paragrana. Internationale Zeitschrift für Historische Anthropologie, 27 (1), 41–61.

Buchholz, M. B., Gödde, G. (Hrsg.) (2003). Themenheft Lebenskunst. Journal für Psychologie, 11 (3).
Buchholz, M. B., Gödde, G. (2013). Balance, Rhythmus, Resonanz – auf dem Wege zu einer Komplementarität zwischen »vertikaler« und »resonanter« Dimension des Unbewussten. Psyche – Zeitschrift für Psychoanalyse und ihre Anwendungen, 67 (9/10), 844–880.
Cavell, S. (2002). Die andere Stimme. Philosophie und Autobiographie. Berlin: diaphanes.
Clark, A. (2003). Natural-born cyborgs. Minds, technologies, and the future of human intelligence. Oxford u. New York: Oxford University Press.
Dantlgraber, J. (2015). Unbewusste Kommunikation in der psychoanalytischen Situation. Ausgewählte Aufsätze. Gießen: Psychosozial-Verlag.
Dietschi, D., Reichenbach, R. (2014). Selbstsorge. In C. Wulf, J. Zirfas (Hrsg.), Handbuch Pädagogische Anthropologie (S. 579–588). Wiesbaden: VS.
Epiktet (1991). Lehrgespräche. In: Teles, Musonius, Wege zum Glück (S. 49–198). München: dtv.
Epikur (1988). Philosophie der Freude. Die Hauptlehrsätze, Spruchsammlungen und Briefe Epikurs. Hrsg. v. P. M. Laskowsky. Frankfurt a. M., Leipzig: Insel.
Erler, M. (2016). Epikur oder die Kunst, in Gemeinschaft zu leben. In G. Ernst (Hrsg.), Philosophie als Lebenskunst. Antike Vorbilder, moderne Perspektiven (S. 66–87). Frankfurt a. M.: Suhrkamp.
Ferenczi, S., Rank, O. (1924/1996). Entwicklungsziele der Psychoanalyse. Zur Wechselbeziehung von Theorie und Praxis. Wien: Turia + Kant.
Foucault, M. (1984/1986). Der Gebrauch der Lüste. Sexualität und Wahrheit 2. Frankfurt a. M.: Suhrkamp 1986.
Foucault, M. (1984/1989). Die Sorge um sich. Sexualität und Wahrheit 3. Frankfurt a. M.: Suhrkamp.
Foucault, M. (1985/1993). Freiheit und Selbstsorge: Interview 1984 und Vorlesung 1982 (2. Aufl.). Hrsg. v. H. Becker, L. Wolfstetter, A. Gomez-Muller, R. Fornet-Betancourt. Frankfurt a. M.: Materialis.
Foucault, M. (2001/2009). Hermeneutik des Subjekts. Vorlesung am Collège de France (1981/82). Frankfurt a. M.: Suhrkamp.
Foucault, M. (2007). Ästhetik der Existenz. Schriften zur Lebenskunst. Frankfurt a. M.: Suhrkamp.
Foucault, M. (2008/2012). Die Regierung des Selbst und der anderen. Vorlesung am Collège de France 1982/83 Frankfurt a. M.: Suhrkamp.
Foucault, M. (2009/2012). Der Mut zur Wahrheit. Vorlesung am Collège de France 1983/84. Frankfurt a. M.: Suhrkamp.

Freud, S. (1912). Ratschläge für den Arzt bei der psychoanalytischen Behandlung. G. W., Bd. VIII (S. 376–387). Frankfurt a. M.: Fischer.

Freud, S. (1913). Zur Einleitung der Behandlung. G. W., Bd. VIII (S. 454–478). Frankfurt a. M.: Fischer.

Freud, S. (1914). Erinnern, Wiederholen und Durcharbeiten. G. W., Bd. X (S. 126–136). Frankfurt a. M.: Fischer.

Freud, S. (1924). Der Untergang des Ödipuskomplexes. G. W., Bd. XIII (S. 395–402). Frankfurt a. M.: Fischer.

Freud, S. (1927). Nachwort zur Frage der Laienanalyse. G. W., Bd. XIV (S. 287–296). Frankfurt a. M.: Fischer.

Freud, S. (1937). Die endliche und die unendliche Analyse. G. W., Bd. XVI (S. 59–99). Frankfurt a. M.: Fischer.

Fromm, E. (1941/1968). Die Furcht vor der Freiheit (2. Aufl.). Frankfurt a. M.: DVA.

Gödde, G. (2012). Takt als emotionaler Beziehungsregulator in der Psychotherapie. In G. Gödde, J. Zirfas (Hrsg.), Takt und Taktlosigkeit (S. 213–245). Bielefeld: transcript.

Gödde, G. (2015). Das Konzept »Lebenskunst« in der psychodynamischen Psychotherapie. In G. Gödde, W. Pohlmann, J. Zirfas (Hrsg.), Ästhetik der Behandlung. Beziehungs-, Gestaltungs- und Lebenskunst im psychotherapeutischen Prozess (S. 117–143). Gießen: Psychosozial-Verlag.

Gödde, G. (2016). Der Wert der Muße und ihre Beziehung zur Lebenskunst. In G. Gödde, N. Loukidelis, J. Zirfas (Hrsg.), Nietzsche und die Lebenskunst. Ein philosophisch-psychologisches Kompendium (S. 143–155). Stuttgart: Metzler.

Gödde, G., Loukidelis, N., Zirfas, J. (Hrsg.) (2016). Nietzsche und die Lebenskunst. Ein philosophisch-psychologisches Kompendium. Stuttgart: Metzler.

Gödde, G., Pohlmann, W., Zirfas, J. (Hrsg.) (2015). Ästhetik der Behandlung. Beziehungs-, Gestaltungs- und Lebenskunst im psychotherapeutischen Prozess. Gießen: Psychosozial-Verlag.

Gödde, G., Zirfas, J. (2006). Das Unbewusste in der Lebenskunst. In M. B. Buchholz, G. Gödde (Hrsg.), Das Unbewusste in der Praxis. Erfahrungen verschiedener Professionen. Bd. 3 (S. 746–782). Gießen: Psychosozial-Verlag.

Gödde, G., Zirfas, J. (2007). Von der Muße zur »gleichschwebenden Aufmerksamkeit« – Therapeutische Erfahrungen zwischen Gelassenheit und Engagement. psycho-logik. Jahrbuch für Psychotherapie, Philosophie und Kultur, 2, 135–153.

Gödde, G., Zirfas, J. (2014). Biographische Erfahrung, theoretische Erkenntnis und künstlerische Gestaltung. Eine Einführung in die Konzeptionen der Lebenskunst. In G. Gödde, J. Zirfas (Hrsg.), Lebenskunst im 20. Jahrhundert. Stimmen von Philosophen, Künstlern und Therapeuten (S. 9–27). München: Wilhelm Fink.

Gödde, G., Zirfas, J. (2016). Therapeutik und Lebenskunst. Eine psychologisch-philosophische Grundlegung. Gießen: Psychosozial-Verlag.

Gödde, G., Zirfas, J. (Hrsg.) (2018). Kritische Lebenskunst. Analysen – Orientierungen – Strategien. Stuttgart: Metzler.

Gödde, G., Zirfas, J. (2018a). Selbstsorge in der Antike. In G. Gödde, J. Zirfas (Hrsg.), Kritische Lebenskunst. Analysen – Orientierungen – Strategien (S. 322–334). Stuttgart: Metzler.

Gödde, G., Zirfas, J. (2018b). Selbstsorge in der Moderne. In G. Gödde, J. Zirfas (Hrsg.), Kritische Lebenskunst. Analysen – Orientierungen – Strategien (S. 335–346). Stuttgart: Metzler.

Gödde, G., Zirfas, J. (2019). Das Wiederaufleben der antiken Selbstsorgekonzeptionen bei Friedrich Nietzsche und Michel Foucault. Nietzscheforschung, 26, 229–247.

Gödde, G., Zirfas, J. (2021). Lebenskunst im therapeutischen Kontext – ein idealtypisches Stufenmodell. In A. Röpke, S. Sello (Hrsg.), Lebensführung, Lebenskunst, Lebenssinn. Im Spannungsgeld von Autonomie und Heteronomie (S. 68–93). Weinheim: Beltz-Juventa.

Gödde, G., Zirfas, J., Wirth, H.-J. (Hrsg.) (2020). Kritische Lebenskunst. Themenheft der Zeitschrift »Psychosozial«. Gießen: Psychosozial-Verlag.

Guggenbühl-Craig, A. (1978). Macht als Gefahr beim Helfen. Basel: Psychologische Praxis.

Gysling, A. (1995). Die analytische Antwort. Eine Geschichte der Gegenübertragung in Form von Autorenportraits. Tübingen: Edition diskord.

Habermas, J. (2020). »So viel Wissen über unser Nichtwissen gab es noch nie.« Kölner Stadt-Anzeiger, 3.4.2020, S. 17.

Hadot, P. (1981/1991). Philosophie als Lebensform. Geistige Übungen in der Antike. Berlin: Gatza.

Hamburger, A. (2018). Rhythmus, Störung und Reenactment. In G. Brandstetter, M. B. Buchholz, A. Hamburger, C. Wulf (Hrsg.), Balance – Rhythmus – Resonanz. Paragrana. Internationale Zeitschrift für Historische Anthropologie, 27 (1), 61–77.

Hampe, M. (2009). Das vollkommene Leben. Vier Meditationen über das Glück. München: Hanser.

Horn, C. (1998). Antike Lebenskunst. München: C. H. Beck.

Horney, K. (1950). Neurose und menschliches Wachstum. München: Kindler.
Kernberg, O. F., Dulz, B., Eckert, J. (Hrsg.) (2006). WIR: Psychotherapeuten über sich und ihren »unmöglichen« Beruf. Stuttgart: Schattauer.
Kersting, W. (2004). Über ein Leben mit Eigenbeteiligung – Unzusammenhängende Bemerkungen zum gegenwärtigen Interesse an der Lebenskunst. In W. Kersting, Gerechtigkeit und Lebenskunst. Philosophische Nebensachen (S. 179–210). Paderborn: mentis.
Körner, J., Müller, B. (2004). Chancen der Virtualisierung – Entwurf einer Typologie psychoanalytisch-pädagogischer Arbeit. Jahrbuch für Psychoanalytische Pädagogik, 14, 132–151.
Laing, R. (1960/1976). Das geteilte Selbst. Reinbek: Rowohlt.
Laing, R., Esterson, A. (1964/1975). Wahnsinn und Familie. Köln: Kiepenheuer & Witsch.
Mentzos, S. (1982/1986). Neurotische Konfliktverarbeitung. Einführung in die psychoanalytische Neurosenlehre unter Berücksichtigung neuer Perspektiven. Frankfurt a. M.: Fischer.
Mentzos, S. (2009). Lehrbuch der Psychodynamik. Die Funktion der Dysfunktionalität psychischer Störungen (2. Aufl.). Göttingen: Vandenhoeck & Ruprecht.
Mertens, W. (2014). Psychoanalytische Erkenntnishaltungen und Interventionen (2. Aufl.). Stuttgart: Kohlhammer.
Nietzsche, F. (1882/1980). Die fröhliche Wissenschaft. Sämtliche Werke. Kritische Studienausgabe in 15 Bänden (KSA). Hrsg. v. G. Colli, M. Montinari. München: dtv, de Gruyter. KSA 3, S. 343–651.
Nietzsche, F. (1884/1980). Also sprach Zarathustra. KSA 4.
Nietzsche, F. (1887/1980). Zur Genealogie der Moral. Eine Streitschrift. KSA 5, S. 245–412.
Nietzsche, F. (1888/1980). Ecce Homo. KSA 6, S. 255–374.
Norcross, J. C., Guy, J. D., Jr. (2007/2010). Lassen Sie es in Ihrer Praxis. Wie Psychotherapeuten für sich selbst sorgen können. Bern: Huber.
Nussbaum, M. (1994). The therapy of desire. Theory and practice in Hellenistic ethics. Princeton: PUP.
Orlinsky, D., Ronnestad, M. H. (2005). How psychotherapists develop. A study of therapeutic work and professional growth. Washington, D.C.: American Psychological Association.
Platon (2004). Sämtliche Werke, Bd. 1: Apologie des Sokrates und Frühdialoge – Ethik (33. Aufl.). Hrsg. v. U. Wolf. Reinbek: Rowohlt.

Pohlmann, W. (2015). Methoden des Seelischen – Methoden der Kunst. In G. Gödde, W. Pohlmann, J. Zirfas (Hrsg.), Ästhetik der Behandlung. Beziehungs-, Gestaltungs- und Lebenskunst im psychotherapeutischen Prozess (S. 33–53). Gießen: Psychosozial-Verlag.

Pohlmann, W. (2018). Ästhetische Erfahrung im Therapieprozess. In G. Gödde, J. Zirfas (Hrsg.), Kritische Lebenskunst. Analysen – Orientierungen – Strategien (S. 308–315). Stuttgart: Metzler.

Psycho-logik. Jahrbuch für Psychotherapie, Philosophie und Kultur (2015). Abenteuer und Selbstsorge. 10. Jg. Freiburg u. München: Herder.

Reckwitz, A. (2012). Die Erfindung der Kreativität. Zum Prozess gesellschaftlicher Ästhetisierung. Frankfurt a. M.: Suhrkamp.

Reichenbach, R. (2004). »La fatigue de soi«: Bemerkungen zu einer Pädagogik der Selbstsorge. In N. Ricken, M. Rieger-Ladich (Hrsg.), Michel Foucault: Pädagogische Lektüren (S. 187–200). Wiesbaden: VS.

Reik, T. (1948/1976). Hören mit dem dritten Ohr. Hamburg: Hoffmann & Campe.

Rosa, H. (2016). Resonanz. Eine Soziologie der Weltbeziehung. Frankfurt a. M.: Suhrkamp.

Rosa, H. (2018). Unverfügbarkeit. Wien u. Salzburg: Residenz.

Rudolf, G. (2001). Tiefenpsychologie I. In M. Cierpka, P. Buchheim (Hrsg.), Psychodynamische Konzepte (S. 13–23). Berlin u. Heidelberg: Springer.

Schmid, W. (1995). Selbstsorge. In J. Ritter, K. Gründer (Hrsg.), Historisches Wörterbuch der Philosophie, Bd. 9. Basel, Sp. 528–535.

Schmid, W. (1998). Philosophie der Lebenskunst. Frankfurt a. M.: Suhrkamp.

Schmid, W. (2004). Mit sich selbst befreundet sein. Von der Lebenskunst im Umgang mit sich selbst. Frankfurt a. M.: Suhrkamp.

Schmid, W. (2005). Die Kunst der Balance. 100 Facetten der Lebenskunst. Frankfurt a. M.: Insel.

Schmidbauer, W. (1977). Die hilflosen Helfer. Über die seelische Problematik der helfenden Berufe. Reinbek: Rowohlt.

Schöne-Seifert, B., Talbot, D., Opolka, U., Ach, J. S. (Hrsg.) (2009). Neuro-Enhancement. Ethik vor neuen Herausforderungen. Paderborn: mentis.

Seneca (1978). Vom glückseligen Leben. Stuttgart: Reclam.

Siep, L. (2006). Die biotechnische Neuerfindung des Menschen. In J. S. Ach, A. Pollmann (Hrsg.), No body is perfect. Baumaßnahmen am menschlichen Körper – bioethische und ästhetische Aufrisse (S. 21–42). Bielefeld: transcript.

Stegmaier, W. (1994). Nietzsches ›Genealogie der Moral‹. Darmstadt: WBG.

Vogel, R. T. (2013). Existenzielle Themen in der Psychotherapie. Stuttgart: Kohlhammer.

Weber, M. (1968). Gesammelte Aufsätze zur Wissenschaftslehre (3. Aufl.). Tübingen: Mohr-Siebeck.
Weiß, G. (2004). Über die unvermittelbare Kunst des Lebens. In C. Sommerfeld-Lethen (Hrsg.), Lebenskunst und Moral. Gegensätze und konvergierende Ziele (S. 27–41). Berlin: Berliner Wissenschaftsverlag.
Winnicott, D. W. (1971/2002). Vom Spiel zur Kreativität. Stuttgart: Klett-Cotta.
Yalom, I. D. (2002). Der Panama-Hut oder was einen guten Therapeuten ausmacht. München: Goldmann (btb-TB).
Zimbardo, P. G. (1978). Gegen das Gefängnis im Kopf. Psychologie heute, 5 (12), 22–24.
Zimmer, R. (2016). Leben als Versuch und Irrtum. Essays zu einer kritisch-rationalen Philosophie der Lebenskunst. Hannover: der blaue Reiter.
Zirfas, J. (2007). In Schönheit leben und sterben. Ästhetische Bildung der Lebenskunst. In E. Liebau, J. Zirfas (Hrsg.), Schönheit. Traum – Kunst – Bildung (S. 236–268). Bielefeld: transcript.
Zirfas, J. (2016). Optionen. Wissens-, Macht- und Selbstverhältnisse bei Michel Foucault und Wilhelm Schmid. In G. Gödde, N. Loukidelis, J. Zirfas (Hrsg.), Nietzsche und die Lebenskunst. Ein philosophisch-psychologisches Kompendium (S. 228–237). Stuttgart: Metzler.
Zirfas, J. (2020). Knowledge and science in the art of living. In A. Michaels, C. Wulf (eds.), Science and scientification in South Asia and Europe (pp. 230–241). London u. New York: Routledge.
Zwiebel, R. (2013). Was macht einen guten Psychoanalytiker aus? Grundelemente professioneller Psychotherapie. Stuttgart: Klett-Cotta.